バイオハザード原論

本庄重男 著

緑風出版

目次

第4章　わが国におけるバイオハザード対策の問題点

まえがき

バイオ時代とかバイオの世紀、あるいはバイテク・センチュリーという言葉が、多くの人々により使われるようになって、既に二〇年にもなるであろうか。それは主として、人々にばら色の未来を約束するものとして語られるのが常ではなかったか。多くの人々は、その言葉のもつ魅力に取り憑かれ、先端技術であるバイオテクノロジーの開発に声援を送り、開発の関係者たちは、あたかも人類や地球の救済者であるかのように錯覚させられている。いわく「食糧危機を克服するために」、いわく「ガンを完治するために」等々。結構づくめのスローガン的語り口の何と喧しいことか。

しかし他方では、その言葉の蔭に重大な落し穴のあることに気付いている人たちがいることも確かである。ばら色の未来に疑問を持ち、批判や反対の意見を述べ、行動をする人々の数も、また次第に増してきた。今では世界中で多くの市民グループがバイオ問題で発言し行動している。

その市民的流れにおいて、しばしば「バイオハザード」という言葉が述べられる。市民運動の成功にとって、言葉の持つ重みは無視できない。それだけに、「バイオハザード」の意味合いを少しでも正確に理解することが先ず必要である。そして、お互いに共通の認識をもって行動すべきである。

私は、このような問題意識に基づいて、この本を書くことにした。考えてみれば、私の人生の中で、いわゆるバイオテクノロジーの開発研究に直接従事したことはないが、広い意味での生物技術分野と言える領域での仕事が本命であった。病原微生物が関係する問題にも取り組んできた。それらは何れも「バイオハザード」の発生に関わる可能性の高い研究であった。それゆえ、先ず第一に私自身の経験や考えに依拠してこの本を書き進むことになるであろう。

次に、私の少年時代からの畏友で今は亡き芝田進午君（哲学者、広島大学名誉教授）が死に至るまで極めて熱心に取り組んだ「バイオハザード裁判」（後に詳述）に私も協力する中で、彼の勝れたバイオ批判の思想・理論・実践に絶えず教えられたことどもを想起しながら、この本を書くつもりである。さらに、現在私と共に歩んでいるバイオハザード予防市民センターの諸兄・姉の奮闘の姿を思い浮かべながら、筆を進めるであろう。

文中やや堅苦しく難解な部分もあることを恐れるが、悪しからず読み進んで頂ければ幸甚である。

序章　バイオハザード事始め

1　ポリオの大流行

この本を書くに当たり、先ずは私自身の体験を回顧し反省することから始めよう。

バイオハザードなどという言葉が、世間一般どころか医学や医療・公衆衛生分野でさえ、ほとんど使われていなかった四〇年以上も昔のこと。一九六一年四月、私は八年間の茨城大学勤務を辞し、国立予防衛生研究所（略称：予研、現在名：国立感染症研究所）に転職した。

その頃、ポリオウイルスの感染によって起こる急性灰白髄炎（通称：小児麻痺またはポリオ）という病気が世界的に流行していた。わが国でもその流行は、北海道に始まり次第に本州の都府県さらには四国・九州をも巻き込む大規模なものとなっていた。このウイルス感染症は、中枢神経系とりわけ脊髄（なかでも延髄）が侵される恐るべき病気である。呼吸や頚部・四肢等の運動麻痺を発して死に至ることも多く、死を免れ得ても、後遺症として四肢麻痺症状等を残す人が少なからず出るような病気である。以下に述べるように、予研はこのポリオ流行を防ぐ仕事に深く関わる研究所であった。

当時のわが国では、平年度のポリオ患者発生率は人口一〇万人当たり約二・八人で、散発的な発生は常に起きていたのだが、人口一〇万対一〇以上になれば明らかな流行と認めてよいとされていた。それが、一九六〇年前後の北海道ではこの発生率が一〇〇を突破した地区が一八もあり、一〇以上を見ると一四五地区にも及んでいた。全道市町村の六四％にポリオの流行があったことになる。このような激しいポリオ流行はわが国で初めてのことであり、全国民とくに幼い子を持つ母親たちの不安・動揺は大変なものであった[1]。

実は、アメリカやカナダやソビエト連邦（現在ロシア連邦）では、ポリオ予防のためのワクチンがその頃既に開発されており、実用上の有効性も広く認められていた。しかし、わが国では未だ開発途上にあり、ポリオ予防体制は大変遅れていて、ポリオワクチンの接種を受けた子供たちはほとんどいなかった。そのため、多くの犠牲者（たとえば、一九六〇年には六〇〇〇名近くの患者数）が生じた。

そこで、全国の母親たちは力を合わせ、「外国産ポリオワクチンの輸入・使用を政府は認めよ」との大運動を組織し、厚生省（当時）や予研に再三強い働きかけを行なった。その結果、厚生省は一三〇〇万人分もの生ワクチン輸入に踏み切り、同時に、予研や民間のワクチンメーカーにおけるポリオ関連の諸研究やワクチン製造・検定体制を強化するための予算措置を講じることになった。このように国民の自発的な運動の力で、医学や公衆衛生の国家施策が発展させられた例はそれまで希有であり、わが国の科学・技術の歴史上特筆すべき出来事と言える。

ところで、ポリオの研究と言えば、ポリオウイルスそのものについてのウイルス学的研究だけでなく、感染や発病・免疫等について実験動物による病態生理学的・病理学的研究が不可欠である。また、ポリオワクチンの開発とか安全性や有効性の試験（検定）でも、実験動物の使用は不可避である。

しかし、遺憾なことに、多くの医学的実験で使われている普通の実験動物種（マウス、ラット、モルモット、ウサギ、イヌ等々）はポリオウイルスに対する感受性を欠いているため、感染も発病もしない。サル類（霊長類）だけが唯一、ヒトと同じようにポリオに感染し、ヒトと似たような症状を現わす。そのため、極言するならば、ポリオの研究の成否は、如何にして多数のサルを実験用に確保して実験を進めるかにかかっていた。国民の負託に応えて、予研でもポリオの研究やポリオワクチンの国家検定を確実に遂行するため、実験用のサルを多数飼育管理できる施設を造り、あわせて実験動物としてのサル類に関する獣医学的基礎研究も行なうこととなった。[2]その要員の一人として私は予研獣疫部での勤務を始めたのである。

2　サル類とバイオハザード

サル類を実験動物として取り扱う際に先ず何よりも注意すべきことは、サルが保有している恐れのある病原体（病原性のあるウイルス、細菌、かび、原虫、蠕虫（ぜんちゅう）など）に取り扱い者が感染しないようにすることである。実験中や飼育作業中の人にとっては、サルの排泄物や血液に直接接触したり、汚染器物を介して間接的に触れたり、さらにはサルに咬まれたり引っ掻かれたりすることによって、サルが保有している病原体に感染する可能性があるのだ。

当時の私たちが最も警戒していたウイルスは、ヘルペスBウイルス（単にBウイルスとも言う）であった。Bウイルスを十分に注意する必要があることは今でも変わらない。このウイルスは、元来はサルに固有のウイルスであるが、ヒトにも感染する潜在能力を持っている。それはサルの体内で主として神経組織に潜伏しており、サル自身には重い病気を起こすことはないが、ヒトでは中枢神経障害を起こし、時に致死的作用さえ発揮する。

サル取り扱い経験の初期に、私たちはこれらのことを主にアメリカの研究者たちの文献から学んだ。その頃わが国では、サル類を実験動物として取り扱うための基礎的な研究は、未だほとんど行なわれていなかったので、国内の研究者の論文は極く僅かであった。ある時、関連の外国文献を調査していた私の眼に焼き付いた用語があった。それは「バイオハザード」という語であった。当時、この言葉はごく限られた病原微生物学専門家の間でしか通用しないものであったことは確かであり、私の周囲の研究者仲間も滅多に使わない言葉であった。その概念は「実験室感染」とおよそ同義と解されていたように今にして思う。

一九六七年になって、西ドイツのフランクフルトとマールブルグおよびユーゴスラヴィアのベオグラードに在る製薬会社の研究所やワクチン製造所で、アフリカのウガンダから輸入したミドリザルを取り扱っていた人々のあいだで衝撃的な急性ウイルス感染症が発生した。それは、今日ではフィロウイルス科に分類されている「マールブルグウイルス」というウイルスが原因で起こる、出血熱性・致死性の恐るべき病気である。

マールブルグウイルスは、ひとたび人体に感染すると、主に血液その他の体液を介して人から人へと伝播する恐れがある。そのため、ウイルスを保有していたサルの病理解剖や血液・組織材料の検査に携わった人々の感染だけでなく、患者の妻が夫の精液で感染したり、患者の涙を拭いた塵紙を処分した看護師が感染したという報告さえあり、いわゆる二次、三次の感染拡大を注意せねばならない病気である。とにかく、マールブルグウイルスは、一九六七年まで人類にとって全く未知の病原体であり、サル類に関わる科学者・技術者らやその関係者たちにとり深刻な健康問題をもたらしたのである。

マールブルグ病の発生を重大視した世界保健機関（WHO）は、一九七〇年九月に至りサル類関連科学者グループの会議を召集した。九カ国から一二名の科学者が集まり、医学生物学目的でのサル類の供給と使用に関わる保健・安全上の諸問題を一週間にわたりじっくりと討議し、WHO加盟各国の公衆衛生当局に対する幾つかの勧告事項を文書化した。[3] 私もその会議に参加し、諸外国の公衆衛生事情や保健・安全問題の一端を知ることができた。[4] その頃から、バイオハザードという言葉は次第に頻繁に文献上に現われるようになってきた。

とにかく、サルを取り扱う場合に私たちは、WHOの方針に従って、当時実行できた最大限の感染防護対策を採るよう努めた。しかし、その対策は研究者それぞれの工夫に依るもので、相変わらずかなり無神経・不注意にサルを扱う人もいた。たとえば、先に参考文献として挙げた本[1]に掲載されている説明写真を見ると、二人の実験者が、麻酔されたサルの脳や脊髄にポリオワクチンを安全性テストのため規定された方法で注射しているが、彼らは白衣以外に何の防護衣類も着用しておらず、しかも素手である。最低限、手術用の薄ゴム手袋とマスク・帽子を着用するのはその頃でも通例であった。しかし、研究者の間には「わが身の危険を恐れていては仕事は出来ない」といった類の使命観に裏打ちされた考え方もあって、この二人の実験者のような、いわば〝勇敢で不注意な〟姿が見られることも少なくなかった。

一九七〇年を過ぎると、サル類の取り扱いと関連して発生するバイオハザードの対策確立を目指すＷＨＯの考え方や活動は、次第に多くの研究者の間に浸透し、慎重な予防対策をとるのが常識となってきた。さらに、アフリカ大陸でラッサウイルスとかエボラ出血熱ウイルスによる恐るべき重篤な病気の突発・流行[5]が起きた頃から、バイオハザードという言葉は、一般の人々にも少しずつ浸透して行ったように見受けられる。

3　私も経験した実験室感染事故

病原体を取り扱っている施設で、実験者が取り扱い中の病原体に誤って感染してしまう事故（実験室感染事故）は、意外に頻繁に起きていると思われる。だが、その実際の状況は不明で、推測するしかない。なぜなら、感染事故発生を公表せねばならないとするような法的制度は、ほとんどの国に存在しないし、そのうえ研究者や研究所当局は、自分たちの関係部署で発生した感染事故を不名誉なことだと見做して、発表を尻込みしたり、甚だしい場合には隠蔽しさえする傾向があるからである。

それでも、C・H・コリンズ博士とD・A・ケネディ博士の名著『実験室感染：その歴史・発生頻度・原因・予防』第四版によると、論文として世界に発表された実験室感染関連の報告の数は一九九〇年までは毎年一〇〜三五報程度であり、以後は減数していると言う[6]。しかし、感染者の実数や二次・三次感染の有無などについてはほとんど不明である。わが国では、一九七三年に予研の大谷博士が所内各部へのアンケート調査を行なった結果[7]と日本ウイルス学会が全国の主要なウイルス研究施設にアンケート調査を実施した結果[8]とがそれぞれ発表されているだけである。

ところで、私も感染事故を経験したことがある。一九六〇年代の私は、私たちが確立したカニクイザル対赤痢菌の感染実験系により、細菌性赤痢の感染・発症機序に関する研究に取り組んでいた。同じ時期にアメリカの研究者たちもアカゲザル対赤痢菌の実験モデルを開発し、強力に研究を進めていた。だから私たちは、アメリカに後れを取るまいと連日サルを相手の仕事に熱中していたのである。ある時、赤痢菌の一種で毒力の比較的弱いソンネ赤痢菌を用いた実験で、下痢を発症したサルの病理解剖を行ない検査材料の採取も終え、後始末も綺麗に済ませ、ホッと一安心していた。ところがその数日後になって、私はやや激しい腹痛と頻繁な下痢とに悩まされた。検便したところ、実験に用いたと同型のソンネ赤痢菌が検出された。急いで有効な抗生物質を飲んだ結果、三、四日で下痢症状は消え去り、菌も検出されなくなった。幸い研究室の他の勤務者たちや私の家族に被害は発生しなかった。

この感染事故以前から、私たちは既述のように、野生由来のサルは人に感染する各種の病原体を保有している恐れが大きいことをよく知っており、それから受ける被害（バイオハザード）を防ぐための処置を十分にしたうえで、サルを取り扱っていた。まして感染実験ともなれば、大量の生きた病原体を使うのだから感染事故防止対策を一段と厳重に採っていたのは当然である。私自身常にそういうことを人一倍やかましく説き、当時のレベルで考えられる限り最善の処置を注意深く実行していたつもりであった。にも拘わらず、自分が感染してしまったというわけである。

具体的にどういう不手際な状況で感染したのかは、今でも判然としない。でも、感染したことは事実である。この経験は、安全対策を十二分に採ったつもりでも、思わぬ事故に遭遇する危険がいつでも潜在していることを教えてくれる。当時の予研には、実験室感染事故の発生を所当局に報告する義務も慣例も無かったので、私の感染事故は単なるエピソードとして研究グループ内で語られるだけで終わった。今では、そのような慣例に無批判に従うのではなく、その経験を全所的に生かすための努力をするべきであったと反省している。

もうひとつ実験室感染の事例を紹介する。一九六〇年代末から七〇年代前半にかけて世界的に流行したウイルスによる急性出血性結膜炎（AHC、通称アポロ一一病）の研究中に感染した

S博士の事例である[9]。AHCの原因ウイルスはエンテロウイルス七〇型と呼ばれているが、その発見者は当時の予研ウイルス中央検査部長甲野礼作博士（故人）である。S博士は甲野部長の研究グループに属し、患者由来の検査材料からのウイルス分離や分離されたウイルスの実験動物への接種試験等々を忙しく行なっていた。別の用件でたまたま私の研究室を訪れてきたS博士の眼が真っ赤なのに私は気付いた。その理由を問うたところ、実験中のAHCウイルスに感染したようだとの返事であったので、私は実に驚いた。

S博士もまた安全対策を十分にして実験をしていたのに感染してしまったのだ。AHCウイルスは患者の排泄物・涙・血液等で汚染した器物や塵埃を介して人から人へと伝播する可能性の大きいウイルスであったのだ。このS氏の感染事故も当時の予研では、所当局に報告されることもなく、せいぜい研究グループ内の語りぐさに留まって終わってしまった。

このように、私が直接経験した実験室内での感染事故、今で言うバイオハザード事故に対してきちんと対処するような体制も考えも、その頃の予研には全くと言ってよいほどなく、全て当事者任せであったのだ。私を含む当事者もまた所当局に責任ある安全対策の樹立を求めることなどせず、個人レベルでの対処で済ませていた。このような安易なやり方が研究所当局のみならず研究者の間でもほとんど疑念もなく通用していたことは確かである。この予研の体質が、その後に予研＝感染研と周辺市民との〝バイオハザード〟問題をめぐる解決し難い対立[10][11]を生み出した一因であると考えざるを得ない。

4　バイオテクノロジーの発展とバイオハザード

実験室で病原微生物を取り扱う時に、その危険度に応じた安全対策を採って実験を行なうことは、今では研究者の常識である。ところが、病原性の有無が判然としない微生物とか、バイオテクノロジーを使って改変された遺伝子組み換え微生物とかを扱う時には、今でも研究者の一般的傾向として危険への配慮が疎かになり勝ちである。短期的な視野で業績効率を優先すれば、少しでも面倒な安全対策を省略して手際良く実験しようとするのが普通であろう。しかし、そこには予想外の落し穴が潜んでおり、思わぬ事故が発生する可能性が大きい。長期的に考えれば、何事にも十分な安全対策を採る方が遥かに有利で安定した成果が得られる筈である。

しかも今では、病原体や遺伝子組み換え微生物が実験室から市民生活の場や環境に洩れ出て、人々の健康や環境に悪影響を及ぼす恐れさえ警戒せねばならない状況にある。

後に詳しく論ずるように、今日、産業や医療分野でのバイオテクノロジーの利用状況は、あたかも「暴走」と言ってよいくらいである。そのことにより生ずるバイオハザードは、現時点では考え及ばぬようなものであるかも知れない。長期的にじわじわと押し寄せるハザードである。だから、この分野では先ず何よりも「予防原則」に基づいて考え、対処するべきである。このことは、私が常に最も強調したい点のひとつである。

この章では、私自身が経験したバイオハザード問題とその発生の不思議さや不可避性を紹介し、併せて近年におけるバイオテクノロジーの暴走への批判的視点をも提出した。

私は、長年生物科学分野の一隅で仕事をしてきたが、今は一市民として余生を生きている者の立場から、バイオハザード問題をいわば自分史的視点で捉え、過去から学び現在を見つめ将来を慮る私の独自の見解を論述するためにこの本を書き始めた。次章からは、バイオハザードの定義・内容・問題点・実例・予防法等々について具体的に論ずることにしたい。

第1章　バイオハザードとは何か

序章で私は、「バイオハザード」という用語を、定義することもなく、あたかも自明の語であるかのように使った。自明というのは、「バイオハザード」と題する本[1]や映画やビデオゲームやらが結構流行っており、外来語であるのに意外と多くの人に馴染みのある言葉になっているように思われるからである。しかし、話を正確に展開するためにはどうしても用語の厳密な定義付けを避けるわけには行かない。そこでまずこの章で、バイオハザード概念の変遷と今日的な定義等について考えることにしたい。

1 過去のバイオハザード概念

「バイオハザード」という語は、生命や生物を意味する〝バイオ〟という語と、危険・冒険・偶然・障害等を意味する〝ハザード〟という語を合成して作られた語である。「生物災害」という訳語が当てられているが、昨今では英語のままで使われるほうが普通のようである。

既に序章でも述べたように、バイオハザードという語が研究者の間に浸透し始めた頃には、その語は、病原微生物関係の実験室で、実験者が取り扱い中の病原微生物に誤って感染する危険性、つまり実験室内感染（もしくは実験室感染）が起こる危険を指す語とほとんど同じ用語と見なされていた。要するに、バイオハザードとは実験室内感染のことだと理解されていたのである。たとえば、モルモットを使って結核菌の感染実験をしていた研究者が同じタイプの結核菌に感染・発病したとか、強毒ポリオウイルスの組織培養をしていた研究者が同ウイルスに感染し発熱・下痢・神経麻痺等ポリオと判断される症状が発現したとなれば、それらは実験室内感染つまりバイオハザードというわけである。実験室内感染は、いわゆる因果関係が比較的容易に認定できるのが特徴である。

ところで、ほとんど病原微生物学者の間でだけ通用していたこの語について、その生物学的意味を字義のままに解釈すれば、ある生物種が同種の異個体（または個体群）や他種の個体（または個体群）に及ぼす何らかの災害を意味する語と言ってよかろう。であるから、たとえばある人が蚊に刺されたり毒蛇に咬まれたり、放牧中の羊が狼に襲われたりしても、バイオハザードが発生したと言えなくもない。しかし、これでは余りにも広すぎて漠然とした概念ということになる。そこで、この語が最初に広まった病原微生物関係分野の教科書では、一般にもっとずっと狭い解釈により、「病原微生物やその構成成分ならびに代謝産物に起因する人や動物の健康上の障害を指す語である」とされている。[2] この基本的枠内での主流的見解は、バイオハザードを「微生物感染により人間が直接または間接に受ける災害」であり、「直接的災害とは病原微生物による実験室感染であり、間接的災害は広い概念であって、微生物が自然環境を乱すことにより間接的に人間社会に与える災害」であるとした上で、「現実に見られるバイオハザードは、すべて直接的災害である実験室感染であって、自然環境の汚染を引き起こした間接的災害の例はほとんどない」としている。[3]

このような概念規定であると、バイオハザードの被害者はもっぱら実験者とそのごく周辺の若干の人々だということになる。しかし、実験施設周辺のかなり広い範囲にわたり、住民や環境への悪影響が発生した事実があることを無視または軽視するわけにはいかない。しかも、先に引用した「間接的災害の例はほとんどない」という主旨の意見は、きちんとした疫学的調査が行なわれていない状況下では決して妥当なものとは言えないであろう。後の章で詳しく述べるような具体的事故の発生事例に照らしても、よくよく考えてみる必要がある。いずれにせよ、今日の実情から見ると、バイオハザード概念についての従来の規定には不十分さ・不完全さがあることは否めない。

2　バイオハザード概念の変遷

一般に、時とともに言葉の意味・内容が変わってくることはしばしば見られることである。科学的概念に関しても同様のことは言い得る。たとえば、生物学領域での好例は〝遺伝子〟という用語である。昔はひとつの遺伝子はひとつの形質の発現に関わると解されていたのが、今ではある特定の遺伝子は幾つもの形質の発現に関わっていることや、逆に特定の形質の発現に幾つもの遺伝子が関わっていることも明らかになっている。また、親の形質を子に伝える（垂直伝達）実体であるとされてきた遺伝子は、異種生物間でも形質を伝達（水平伝達）し得るものであることが判ってきた。だから、もう遺伝子という言葉は使えない時代だとさえ説く科学史家[4]もいるのだ。

では、バイオハザードという用語の概念は変わってきているであろうか。私は、バイオハザードは単に病原微生物学や実験医学さらには公衆衛生学上の概念であるだけでなく、もっと広い社会的な概念であるとする基本見解を持っている。したがって、その規定や内容は流動・変遷して当然であると考える。しかし、このように考えることに反対の専門科学者がいることも確かである。事実、私は親しい友人科学者の一人からバイオハザード概念の拡張には賛成しない旨の意見を伝えられている［私信］。ともあれ、私自身が観るところのバイオハザード概念変遷の状況を以下に簡単に述べることにしたい。

繰り返しになるが、病原体を取り扱っている実験室における実験当事者の事故的感染だけをバイオハザードとみなすのでは、今や実情にそぐわないと言える。したがって、バイオハザードの概念規定を拡大しなければならない。その根拠は次のような状況が現われたことにある。

第一は、病原体が実験施設外の周辺社会や環境に漏出して、人々の健康に被害を及ぼしたり、環境を汚染・攪乱する危険があることも考慮せねばならないという状況である。つまり、ある実験施設で扱われている病原体は、施設からの排気（病原体を含んでいるエーロゾル）や排水（病原体を含んでいる廃水）また汚染した廃棄物の搬出等に伴って漏出する可能性がある。さらには実験従事者が自分の体や着衣類の汚染に気付かずに施設外で接触した人に病原体を伝播することも有り得る。

もちろん、病原体実験施設は今日では病原体の漏出を防止するための対策をいろいろ採ってはいる。しかし、それらの防止策は決して完全無欠ではない。また、人為的なミスや怠慢・ルール違反もある。たとえば、エーロゾル中の病原体が高性能空気フィルターを通り抜けて施設周辺に漏れ出てしまったり、実験に使った試験管その他のガラス器具を十分消毒・滅菌せぬまま洗滌したために、器具に付着している生きた病原体が排水路に漏れ出てしまったりした結果、周辺の人々や環境に影響を及ぼすという可能性、さらには現実性は否定できない。したがって、実験施設内だけでなくその周辺の人間社会や自然環境をも含めてバイオハザードの概念を捉えなければならないということになる。

第二は、病原体により発生する災害のみならず、いわゆるバイオテクノロジーが実験室段階から、医薬品製造分野、農業生産分野さらには医療分野でも日常的に使われるようになった結果、人為的に作り出され利用されている遺伝子組み換え体およびその産物（タンパク質）により発生する可能性のある健康・環境面での災害をも、バイオハザード概念に含める必要が生じて来たという状況である。

周知のようにバイオテクノロジーは、今まで自然界には存在しなかった特性を持っている微生物や動物・植物を作り出す。たとえば、ある抗生物質に対する抵抗性が極めて強い細菌を作ったり、本来はヒトに対する病原性のない細菌を激しい病原性のある細菌に変えたり、さらにはヒトにとって有用なタンパク質（たとえば膵臓ホルモンの一種、インスリン）を産生する細菌を作り出すようなことは、原理的にも実際的にも決して難しいことではない。また、動物分野では、特定のウイルス（たとえば、ポリオウイルス）に対する感受性のないマウス（つまり、ポリオウイルスに感染しないマウス）を感受性のあるマウスに作り替えるようなことも行なわれている。

さらに、最近ではヒトにとって有用な医薬品を、本来そのようなものを決して作り出さない動物や植物に遺伝子操作をして生産させることを目的とする「動物工場」とか「植物工場」を営む企業さえ出現している。植物では、特定の除草剤に対する抵抗性の高い種類とか、特定の害虫に対する殺虫効果を示す種類とかが作られ、既に農場で大規模に栽培されている。さらには、活性のある種子を作ることができないという性質（不稔性）を持つ作物（ターミネイター）を作り出す恐るべき技術なども開発されている。

改めて言うまでもなく、これらの人為的産物は全て、バイオテクノロジーの主要な構成要素である遺伝子組み換え技術を使って作り出されるものである。このような状況を顧みれば、バイオテクノロジーにより作り出された産物（遺伝子組み換え体に代表される）やその作出の技術過程には、バイオハザードをもたらす危険性が秘められていると言うことができる。

なおここで注意を要することが二点ある。第一点は、バイオテクノロジーが健康や環境に及ぼす影響には急速に発現するものだけでなく、かなり長期の潜伏期間を経て発現するものも多いと考えられること。場合によっては親の世代では不顕性状態のまま過ぎてしまい子孫の世代になって発現するものさえ有り得ること。それゆえ、因果関係の有無を即座には判断出来ない場合もあることを念頭に置いて対処せねばならないというわけである。

そして第二点は、バイオテクノロジーを推進する側の人々（科学者や技術者、企業家、行政官僚や政治家等々）は、バイオテクノロジーやその産物が持つ危険性を軽視もしくは隠蔽して有益性だけを強調し、反対ないし批判意見を受け入れようとしない傾向が著しいということである。今日では、バイオテクノロジーの推進は周知のように重大な国策となっている。[5] そのため、思想・言論の自由があってこそ発展するはずの研究の場においてさえ、国策的な主流の意見に反対する見解を持つ人を権力的に圧迫するような傾向が生じている。[6] このような点を考えると、バイオハザードの概念は社会的な関係の中で捉えることが必要だということがよく解るものと思われる。

3　今日発生し得るバイオハザードの様相

前項で述べたバイオハザードの概念規定を踏まえて、今日現に発生していたり、発生し得るバイオハザードの様相を整理・検討してみよう。

第一は、医学・医療や公衆衛生ならびにバイオテクノロジー関係の実験・検査施設（以下、バイオ施設と略記）の実験・検査従事者および関係職員ならびに来訪者等が、その施設で取り扱っている病原体もしくは遺伝子組み換え体（以下、病原体等と略記）に感染して被害を受けること。

この被害には、アレルギー発症や長い潜伏期間を経た後に見つかる発ガンも含まれる。言うまでもなく、この範疇のバイオハザードは実験室内感染（あるいは実験室感染）と同義である。

第二は、バイオ施設からの排気、排水、廃棄物中に含まれている病原体等が、施設周辺の住民に感染したり環境を汚染・攪乱すること。なお、施設関係者が自分の身体や着衣の汚染に気付かず施設外に出て、不作為的に病原体等を他の人々に伝播してしまうことも有り得る。

この種のバイオハザードの発生を的確に検知するには、施設周辺の住民や環境について病原体等の日常的なモニタリングが行なわれている必要がある。そして、施設は住民に対し何よりも、その施設が取り扱っている病原体等の種類や危険性についての情報を予めよく開示しておくべきである。また、被害者である住民はバイオハザードの原因を解明し得る知識・情報・技術等の条件を備えてはいないのが普通である。それゆえ、施設側の正直で迅速な全面的情報公開はこの範疇のバイオハザード対策として絶対に必要である。

第三は、自然環境下で潜在していた病原体等が、何らかの要因による環境条件の変化にともない増殖・拡散して、広い地域の住民や家畜が感染被害を受けたり、生態系が攪乱されること。

従来は知られておらず突然に発生したことが認められる病原体（主にウイルス）やそれによる「新興感染症」、さらには、昔は流行していたが何らかの理由でその流行が終熄してしまい、最近に至り昔より激しい病状を示す流行が再び表沙汰になってきている「再興感染症」は、この第三の範疇に入るバイオハザードである。

周知のように、新興感染症はその種類が近年著しく増加している[7]（一二七頁の表参照）。マールブルグ病、ラッサ熱、エボラ出血熱、ニパウイルス病等々は新興ウイルス感染症の典型例である。さらに、今日世界中で人々に衝撃を与えているＳＡＲＳ（重症急性呼吸器症候群）も、またこの範疇に含められるバイオハザードである。なお、ＳＡＲＳについては、別の節で詳しく論ずるが、バイオテクノロジーにより人為的に作り出された病原ウイルスだとする見方もあることを憶えておいて頂きたい。

また、再興感染症の近年における典型例としては、薬剤耐性のある強毒結核菌による重症結核がある。

ところで、新興感染症に関する的確な診断や治療や予防は、その原因になっている病原体の正体が解明されるまでは、ほとんど不可能または極めて困難である。その迅速な解明のためには、国際的な情報公開、研究協力、技術交流が是非とも必要である。ここでも、被害者の救済（人権）を第一義的に尊重して対処せねばならないことは言うまでもない。

第四は、摂取した飲食物中に存在していた病原体等もしくはそれらの産物（毒素・アレルゲン・発ガン物質）により摂取者（家畜等を含む）が感染・中毒・アレルギー・発ガン等の被害を受けること。

腸管出血性大腸菌O157H7（略称病原性大腸菌O157）により汚染していた牛肉を食べたために激しい出血性の下痢が発生した場合などは、まさしくこの種類のバイオハザードと言える。また後の章でやや詳しく述べるが、遺伝子組み換え細菌で作り出されたトリプトファン（不可欠アミノ酸の一種）を栄養剤として摂取していた人々多数が、好酸球増多・筋肉痛症候群（略称MES）という深刻な病気を発症した事件なども、この範疇のバイオハザードと見做すべきである。

なお、この種の被害は従来からいわゆる食中毒という概念で論じられていたものであるから、敢えてバイオハザードに含めて考えない方が解りやすいかも知れない。しかし、今後バイオテクノロジーを駆使して作られる食品や医薬品が増えるとともに、トリプトファン事件に類することが起こる可能性も増すと考えられる限り、従来の食中毒概念も修正・拡大されるようになるものと思われる。

第五は、生物製剤（ワクチン、抗毒素血清、血液成分製剤等の総称）を投与された後に頭痛・発熱・発疹・痙攣・麻痺等々の副反応が現われ、場合によっては死亡することさえあること。

この第五の範疇は、普通にはワクチン禍・ワクチン被害とかワクチン事故（または、予防接種禍・予防接種被害とか予防接種事故）と言われている。そして、今日それらの言葉で被害者やその家族の方々が、各地で補償要求の裁判を進めておられることは周知の通りである。したがって、それらの運動の中にバイオハザードという概念を今すぐ持ち込む必要はないとも思われる。しかし、被害の本質や性格をよくよく考えれば、バイオハザードとして理解されるべきことである。

4　バイオハザードで認められる特性

既に述べたことから容易に分かることであるが、バイオハザードの直接的な原因や規模や対処の難易さには、各事例ごとにさまざま違いがある。と同時に共通して見られる特性がいくつかあることも確かである。そして、バイオハザード問題を正確に把握するには、それらの特性をよく知っておくことが大事である。そこでこの節では、それらの特性を列挙して若干の説明を加えることにしたい。

先ず第一の特性は、バイオハザードの原因（病原と判断される微生物の種類とか産生された毒素その他の有害物質の種類）を確定するにはかなりの時間がかかるということである。言い換えれば、病原体等の漏出の有無やその種類を即座に検知し確定することはほとんど出来ないということである。

実際問題として、漏出した病原体に誰かが感染し、そのうえ発病する（何らかの症状を現わす）ことによって初めて、漏出の有無の検索作業や種類の確定作業が開始されることになる。

しかも、病原と思われる細菌やウイルスを発病者の血液や分泌物・排泄物さらには周辺環境中の物体等から分離培養し、その種類を確定するには少なくとも一週間から二週間ぐらいの時間が必要である。最近では、既知の病原体の主なものについては、分子生物学的手法で遺伝子DNA（またはRNA）もしくはその断片を検出することにより迅速な推定が可能になってきたが、最終的な確認には別の方法も採らねばならない。また、未知の病原体については数多くの方法を使って検査を進めねばならないから、とても「迅速」というわけには行かない。

放射性化学物質のようなものであれば、それが配管の継ぎ目から漏れているか否かの検査は放射能検知器を使って簡単・迅速に行なうことができるが、細菌やウイルスの漏出を即座に検知できるような技術や器械はまだ存在しない。要は、バイオハザードの原因の確認や診断には長い時間を必要とするということである。

第二の特性は、バイオハザードを引き起こした病原体は、体内・体外環境の条件次第で増殖することができるから、それに応じてその病原体に感受性のある生物（ヒトや家畜さらには農作物等）の間に、感染被害が拡大して行く可能性があるということである。

病原体等を媒介・伝達することのできる野生哺乳動物や節足動物（とくに昆虫類）が多数生息している地域の環境条件下では、この特性が顕著に認められる。もちろん、ヒトからヒトへと直接に伝染することは原則的に認められない病原体（たとえば、破傷風菌）とか、相当に濃厚な接触のないかぎりヒトからヒトへの伝染はほとんど見られない病原体（たとえば、エイズウィルス）のようなものもあるので、人間社会で被害が一方的に拡大するとばかりは言えない。ともあれ、放射性化学物質の場合は時間とともに放射能は減衰してそれなりに危険も減るわけであるが、病原体の場合は増殖性があることを無視するわけには行かないという次第である。

第三の特性は、病原体が感染しても自覚・他覚的な健康被害（臨床症状）は表面に現われぬまま過ぎてしまうこともあるということである。

私たちの大脳を始めとする中枢神経系は、病原体等が体内に侵入・感染してもそれを感知し反応する能力を持ってはいない。たとえば、強毒赤痢菌が腸管粘膜の上皮組織内に侵入したことを神経系は直ちに感知することはなく、腹痛とか下痢が発生してやっと感知できる。他方、免疫系の細胞は感染が起こると直ちにそれを認識してさまざまな免疫反応を連鎖的に起こし始める。だから、ある病原体に感染したか否かはその病原体に特有の免疫反応を検査して初めて知ることができるわけである。

とにかく、なんら取り立てて言うような身体的異常がないまま、病原体に感染している状態（不顕性感染）が続くこともあるということを見過ごすわけには行かない。ここで注意すべきことは、不顕性感染状態であっても、ある期間は活性のあるウイルスや細菌等が体内に存在している限り、それらが血液その他の体液や分泌物（たとえば唾液）・排泄物（たとえば大便）に混ざり込み他の人々に伝播し得るということである。本人は無自覚で何の悪気もないまま病原体を社会に拡げてしまうことになるのである。

第四の特性は、現実に被害が発生しているのに、その原因が正確には判明せぬまま経過し、そのため原因を排除する対策（治療を含む）も不明で、病状は悪化する一途をたどり遂に死亡することさえあるということである。そして原因の真の姿が解明されるまでは、原因不明として処理されることになる。つまり、因果関係は判らず被害だけが認知されるのである。

この特性は、従来知られていなかった突発出現病原体によるいわゆる新興感染症の場合しばしば認められてきた。たとえば、エボラ出血熱ウイルスとか牛海綿状脳症（略称ＢＳＥ、通称狂牛病）の原因となるプリオンによって起こったバイオハザードを想起すれば、このことは容易に理解できるであろう。また、新たに作り出された遺伝子組み換え微生物を真の原因とするバイオハザードの場合も、この特性が顕著に見られるものと思われる。

5　バイオハザードと紛らわしい概念

狭義と広義のバイオハザード

今日的なバイオハザードの概念を整理して既述の五つの範疇に分けたが、それらに共通していることは、バイオハザードとは本来誰かが〝故意に（あるいは意図的に）〟起こすものではないということである。

たとえば、重要な研究や検査作業を真剣にやっている時に、何かの手違いがあって病原体が漏れ出たため実験者やその周囲の人が感染してしまうとか、排水系統のちょっとした欠陥部分から、汚染した廃水が周辺環境に漏れ出てしまうとか、おいしいと思って食べた食品が実は何らかの病原性細菌で汚染されていたとかのために、決して望んでいない感染事故が発生するという次第である。さらには、ワクチン被害のように感染予防対策の一環として進んで受けたワクチンが原因で災害が発生することさえある。つまり、〝非意図的〟に発生してしまう類の事故が起こるということである。この点を先ずしっかり頭に入れておく必要がある。

ところが近年、急速に人々が耳にするようになった「バイオテロ」とか「生物戦」というのは、特定の人物や集団、場合によっては国家が〝意図的〟に、つまりある目的のために計画的に起こす「バイオハザード」のことである。つまり、特定人物を狙ったり、不特定多数の人々や敵の軍隊を目掛けて、病原体等を秘かに巧妙に散布して、被害を与える行為のことである。それにより発生する災害現象は確かに前記五つの範疇のバイオハザードと類似しているが、両者の根本や発端は本質的に異なることをよく知っておくべきだ。改めて言うまでもないことだが、バイオテロや生物戦は倫理的に決して許されるものではない。

他方、五つの範疇のバイオハザードの発生は基本的には倫理的判断の埒外の問題であり、いわば不作為の自然現象と考えられる。そこにおいて倫理的問題が生ずるのは、研究者の実験目的の可否を検討したり、実験ルール違反の有無を調べたり、さらには事故防止対策や環境疫学調査の実施の有無を吟味する局面においてである。つまり、バイオハザードそのものには倫理的問題は関わらないのである。

要するに、この章の第三節で解説した五つの範疇のバイオハザードは、非意図的に発生するものである。それらを狭義のバイオハザードと捉えるとすれば、意図的な「バイオテロ」や「生物戦」の類を加えた場合は広義のバイオハザードと見做すべきだということである。

バイオセーフティー

近ごろ、病原微生物の研究者や公衆衛生専門家の間では、「バイオハザード」に替わる語として「バイオセーフティー（Biosafety）」という語が使われるようになってきた。アメリカの疾病管理センター（ＣＤＣ）や国立保健研究所（ＮＩＨ）の文書でもこの用語が正式に使われている。そして、危険な病原体等を取り扱うときに使う、封じ込め実験台の仕様や実験方式等も病原体の危険度に応じて、バイオセーフティー・レベル１、２、３（ＢＳＬ-1、-2、-3）といった段階に区別されている。また、わが国では二〇〇二年一月に国立感染症研究所の研究者が中心になった「日本バイオセーフティー学会」（代表世話人は倉田毅感染研所長）が結成されている。この結成には民間の関連企業も参画しているが、このことは「バイオセーフティー」が、決して研究者だけの問題ではなく、企業的にも重視される問題（実はかなり利潤を産み出す問題）であることを示唆している。

ところで、この「バイオセーフティー」という語が意味していることは、なかなか理解し難いと私は思う。前記の学会の規約や入会案内でも定義付けは見当たらず、自明の語として使われている。もちろん適切な日本語にも訳されていない。「バイオハザード」は生物災害と訳され、それなりに意味が分かるが、「バイオセーフティー」を生物安全（性）と訳してみても、具体的に何を意味するのか不明である。このように、曖昧な概念を科学や技術の分野に導入するのは困ったことだと思う。

旧予研時代の私の経験に照らして見ると、この用語は危険な病原体を取り扱っている施設に対する市民的立場からの批判や反対運動に対処するために、研究者・専門家・行政官僚の側から唱導された語である。

たとえば、一九七〇年代、私の予研在職中のことであるが、実験動物で高度に危険な病原体の感染実験を行なうための動物実験室を設置する計画が提出された際、「危険実験室」と呼ぶのがよいか、「高度安全実験室」と呼ぶべきかで議論があった。同じことの裏・表どちらを選ぶかという問題に類するわけであるが、「無知な反対派市民たち」の眼を晦（くら）ます上で「安全実験室」の方が宜しかろうということになってしまった。

このような発想は、日本の研究者や官僚が常に模範とする米国の研究者や官僚の世界でも多かれ少なかれ認められる。その延長線上で「Biosafety」という言葉が作り出され、日本の関係者が無批判にその言葉を片仮名英語で使い出したのである。同じ事柄について、それに内在する危険性を重視するか、反対にこういう対策を採っているからと言って安全性を強調するか、社会的事柄に対処するときの態度として一体どちらがより科学的で良心的であるかという問題でもある。私は「安全を証明することは出来ない」との見解[8]に基づいて考えるので、目眩まし的効用のある曖昧な言葉、「バイオセーフティー」をなるべく使わない方が良いと私は思っている。

バイオリスク

もう一つ近ごろ使われている語に「バイオリスク」というのがある。この語は「バイオ技術のリスク」と書かれる[9]と理解しやすい。生物科学系研究者や技術者はほとんど使っていないが、社会科学系研究者や評論家は比較的よく使っている言葉のようである。

バイオハザードは災害の実態を指して使われるのが通例であるが、バイオリスクは災害の大きさや発生頻度（発生確率）を含む概念と解される。したがって、バイオリスクと言った場合、小規模でも発生頻度が多い災害とか大規模でも滅多に起こらない災害とかいろいろな様相があることを念頭に置く必要がある。ところが、災害の発生確率は経験的にしか判明しないから、新しく開発された技術、たとえば遺伝子組み換え技術で作られた医薬品や食用作物のリスクについては、それぞれの製品や作物の長年にわたる使用経験を経ない限り、厳密に定量的な推定をすることはほとんど不可能である。

いずれにせよ、バイオリスクという概念をバイオハザードに替わるものとして今直ちに使うことには問題があると考えられる。

第2章
バイオテクノロジーとバイオハザード

私はこれまで、自然界にもともと存在している病原体（病原微生物）以外に、バイオテクノロジーにより作り出されている微生物・植物・動物もまたバイオハザードの発生に関わって来る可能性や現実性を、今や無視してはならないということを強調してきた。この点を一層明確に理解するには、そもそもバイオテクノロジーとは基本的にどのような技術であり、その何処が危険なのかと言った問題を、十分に考えてみることが必要である。本章では、この点に関わる私の考え[1][2][3][4]を繰り返し述べることにする。

1　バイオテクノロジーの本質

今日、農業生産分野・医薬品生産分野・医療分野そして医学・生物学の基礎研究分野でも、いろいろなバイオテクノロジーが使われており、様々な成果が挙がっていることは確かである。バイオテクノロジーは二一世紀の中心的科学技術であり、素晴らしいバラ色の未来を約束するものだと多くの人々は信じているもののようである。そして、バイオテクノロジーは私たちの生活を支える基本要素になってきたと言っても決して過言ではないような世情である[5][6]。

しかも、近年わが国ではバイオテクノロジーが「科学技術立国」というスローガンを掲げた国策として推進されていることは第一章（三〇頁）でも指摘したとおりである。実はこのような技術政略は、端的に言って、バイオテクノロジーが企業化されると大きな利潤（儲け）を産み出すからこそ採られているのである。その限りで、今日叫ばれているバイオテクノロジーの推進は、決して人々の健康や福祉の向上を目指したものではないと言える。この点についての批判は後の節に回すとして、先ずは科学的視点からバイオテクノロジーの本質を考えてみよう。[7]

２　今日のバイオテクノロジーと従来の生物技術との違い

今日バイオテクノロジーと言われている技術は、遺伝子ＤＮＡやゲノム（生物の体を形造るのに必要な一組の遺伝子〈ＤＮＡ〉のこと。多細胞有性生殖生物のすべての体細胞は二組のゲノムを持つ。精子や卵子は一組のゲノムを持つ）、さらには細胞を人為的にかなり強引に操作して、人間にとり有用な産物を手に入れたり、役立つ機能を発揮させたり、甚だしい場合には人間や家畜の体の一部または全部を作り変えてしまうことに関わる技術である。この技術の推進勢力は、昔からあった生物技術（醸造・育種・栽培・養殖・治療等）と同じ線上の技術だとしばしば主張するが、それは技術の次元の違いを無視した強弁である。

分子レベルでの化学反応（たとえば酸化・還元反応）を人為的に制御する技術と原子レベルでの核分裂反応や核融合反応を制御する技術とでは次元がまったく異なる。[8]これと似たことだが、伝統的な生物技術と今日のバイオテクノロジーとの間には極めて大きな懸隔がある。この点を的確に見据える必要がある。

〔遺伝子組み換え実験手技概念図〕

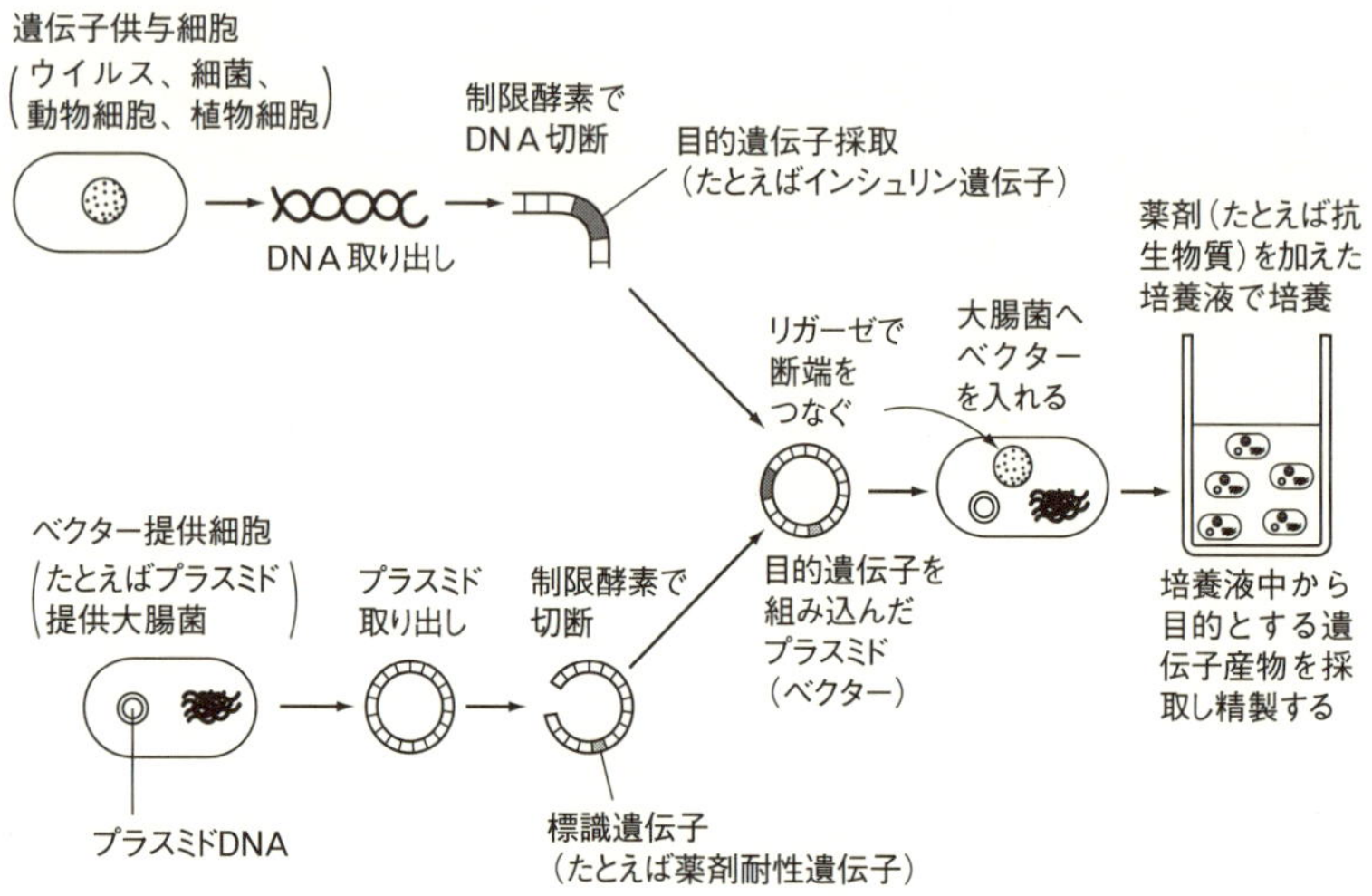

伝統的な生物技術は、生命の自然な流れの法則性に依拠しつつ、その流れを巧みに捉えて利用したり、流れの速度を多少速めたり、流れの方向を僅かに変えたりする技術である。したがって、生物体に対してあまり大きなストレスを加えることのない温和な技術である。

ところが今日のバイオテクノロジーは、生命の自然な流れを軽視または無視して、その流れを一気に止めたり、飛躍的に速めたり、ときには逆向きに変えたりする技術であり、その技術が適用される生物（単細胞生物であれ多細胞生物であれ）に対し激甚なストレスを与える技術である。つまり生物体が本来持っている構造や機能に対して、何らかの攪乱をもたらす危険性（人体の場合、一般には健康障害と言われる）を秘めた技術である。さらに、生物個体群や生物群集さらには生態系全般にわたり直接的・間接的攪乱作用をもたらす恐れさえある技術でもある。

では、何故このようなことが言えるのか？　それは、今日のバイオテクノロジーは、原理的には次のように捉えられるからである。

すなわち、それは第一に、現実の自然界では滅多に起こらない現象を、無理やり生じさせる技術であるからだ。具体的には、生物種間の障壁を越えて、つまり異種間（甚だしいときには植物界と動物界の間）でも、効率良く遺伝子ＤＮＡ（デオキシリボ核酸）をやり取りする技術すなわち遺伝子組み換えと呼ばれる技術を基本構成要素とする技術体系であるからだ。

第二にそれは、進化的時間を無視して、つまり現存の生物種は全て生命四〇億年の進化の歴史的産物であるという冷厳な事実を無視して、安易に遺伝子ＤＮＡやゲノムや細胞を操作する技術だからである。

そこで次に、遺伝子ＤＮＡという生命物質の人為的操作が危険を生み出すものであることを示す幾つかの基本的問題を考えてみよう。

3　裸のＤＮＡ（分子）は生物活性を示す

二〇年前頃までは、病原ウイルスや病原細菌の危険性を熟知している研究者たちでも、それらから取り出された核酸（ＤＮＡやＲＮＡ＝リボ核酸）は単なる高分子の化学物質であり、病原性等の生物活性を持ってはいないと考えていた。そして、生きている病原ウイルスや病原細菌を扱う時には感染事故の発生を十分に警戒するが、そのウイルスや細菌由来のＤＮＡを扱う時には、バイオハザード発生の恐れなどはほとんど考慮せずに仕事を進めるのが当たり前のことであった。要するに、生きている細胞から分泌されたり抽出されたＤＮＡとか死んだ細胞から滲み出たＤＮＡで、ウイルス粒子や細菌細胞の本体から分離した状態のＤＮＡ（これらを〝裸のＤＮＡ、naked DNA〟と言う）は、生物活性を示さない分子であるから、それを実験室で扱う時に危険なことは起きない、と考えられていたのである。

しかし、近年になって、この考えは正しくないことが次第に明らかになってきた。たとえば、トロムソ大学ウイルス学教授トラーヴィク博士がまとめ上げてノルウェー政府の自然保護理事会宛てに提出した科学的水準の高い報告書[9]には、教授自身の次のような経験が緒言に書かれている。

「ウイルス感染により誘発される自己免疫についての研究の過程で、私たちはポリオーマウイルス（別名、耳下腺腫瘍ウイルス。ポリオーマとは多数の腫瘍を意味する）由来の裸のＤＮＡをウサギの静脈内に注射した。ＤＮＡが動物体内でどのような運命を辿るかということについての常識に基づいて、私たちはそのＤＮＡ注射はウサギに何の生物学的影響も及ぼさないものと確かに考えていた。換言すれば、私たちはその実験を否定的な検証実験として行なったのだ。それ故、私たちは実験に使ったウサギで完全なポリオーマウイルス感染が成立していたのを観た時、非常に驚いた。注射されたＤＮＡは、分解も破壊もされていないままウサギ体内の細胞に到着して細胞内に取り込まれ、ウイルス蛋白を作り出していたのである」

　この経験からトラーヴィク教授は、裸のＤＮＡをウイルスとは違って死んだもの、または生物学的に不活性な分子に過ぎないとして、不注意に取り扱うのは誤りであるという主旨の見解を記している。とにかく、ポリオーマウイルス本体から取り出したＤＮＡがウイルスそのものよりも高い病原性を発揮してウサギの全身の腺組織に腫瘍を作ったという事実の持つ意味は、研究現場でのバイオハザード防止の観点からも重大と言わざるを得ない。つまり、一般に研究者たちは、今日普及されている組み換えＤＮＡ実験施設の安全性確保のための指針を守っていれば、危険は生じないと考えて実験をしているけれども、そのような指針に従うだけでは、安全は保障されないということを、トラーヴィク教授らの実験結果は示唆しているわけである。

　近年、裸のＤＮＡが生物活性を保持していることを証拠立てる研究報告は、トラーヴィク教授らのもの以外にもいろいろ発表されているが、ここではそのいくつかを紹介する。

　たとえば、裸の遺伝子ＤＮＡをマウスの筋肉内に注射した場合、同じＤＮＡをプラスミドに組み込んで注射した場合よりも、ずっと大量の遺伝子産物の産生が認められたとの報告がある[10]。また、同類の実験であるが、ヒトのディストロフィン遺伝子（筋細胞膜を構成するタンパク質の遺伝子。その欠損により筋萎縮症が発生する）を組み込んだプラスミドを筋肉内に注射して、目的とするタンパク質の産生を確認したとの報告もある。[11][12] とにかく、このようなマウスでの実験によっても、裸のＤＮＡは筋肉注射ルートで体内の何れかの細胞に取り込まれ、細胞構造に統合されてタンパク質を作り出す活性のあることが実証されたのだ。

静脈注射ルートに関しては、上述のトラーヴィク教授らの実験とは異なるが、リポソーム（燐脂質小胞）にプラスミドを入れ、それをマウスの静脈内に注射したところ、卵巣を含む幾つもの臓器でそのプラスミドの遺伝子が発現していたとの報告がある。[13] 卵巣でも導入遺伝子の発現が認められたことは、導入された遺伝子が子孫世代にまで伝えられる可能性を示すことであり、とくに注目すべきことである。

気道ルートでの実験も報告されている。[14] すなわち、ヒトのα1抗トリプシン（トリプシンやエラスターゼ等のタンパク質分解酵素の働きを阻害する酵素。肝臓で作られる。その先天的欠損で若年性肺気腫が起きる）の遺伝子を組み込んだプラスミドをウサギに気道吸入させて、肺組織への遺伝子伝達に成功し、七日間にわたり導入された遺伝子の発現が確かめられている。

経口ルートでは果たしてどうか？　マウスを使った実験であるが、経口的に摂取させたＭ13ファージ（大腸菌に感染する多くの種類のファージのうちの一種で、一本鎖のＤＮＡを持つ線維状のファージ。なお、ファージは細菌に感染するウイルスのことで、バクテリオファージともいう）ＤＮＡの一部は、消化管内での分解作用を免れ、腸管粘膜組織を経て血液中に入り、白血球さらには肝臓や脾臓の細胞に取り込まれてマウス本来のゲノムに統合されていたとの報告がある。[15][16] しかも、摂取されたDNAは、妊娠・出産した母マウスの胎盤を介して仔マウスに伝達されていたことも判ったのである。[17]

もちろん、裸のDNAのどれくらいの量が導入されれば動物の体内でその活性を発現するのかについては、今後、一層厳密な検討が必要である。ともあれ、動物体内に導入された外来DNAが有効なタンパク質を作り出す活性を保持していることは、いわゆる遺伝子治療の観点からすれば、その成功の可能性を示すこととして受け止めることができよう。また、いわゆるDNAワクチンの開発[18][19]に結びつくことでもある。

しかし同時に、それはいろいろな目的で裸のDNAを無造作に取り扱うことの危険性を示していることでもある。たとえば、病原体実験施設で扱われている強毒の細菌やウイルスから採取された病原性遺伝子DNAが、ちょっとしたミスで実験室から漏れ出てしまい、何らかのルートで施設周辺の環境や人々の体内に入り込んだとしたら、果たしてどのような結果を生ずるであろうか？　それが生態系を攪乱し、人々の健康に悪影響を及ぼす可能性を無視するわけには行かない。

とくに、先に引用した気道からの吸入実験[14]の意味するところは重大である。それは、病原体から採り出された病原性に関連する遺伝子DNAもしくはその断片が、たとえば、増幅操作をされている間にエーロゾル化し排気用の高性能除菌フィルターを通り抜けて実験室外の環境に拡散した場合や、生物兵器として意図的に散布された場合には、恐るべき効果を引き起こし得ることを示唆しているものと考えられる。

4　自然界におけるDNAの存続

従来は、実験室から漏れ出たDNAは自然環境に存在するDNA分解酵素や紫外線等により短時間で分断・破壊され、その生物活性は消失するものと考えられていた。しかし、近年の分子古生物学的研究によると、部分的に多少は崩壊しているとは言え、かなり長いDNA断片が何千年にもわたり自然環境下（たとえば土壌中）で存続していることが明らかになった。[20]このような事実に基づいて、たとえば法医学分野では、古い死体からのDNA検出による個体識別等が盛んに行なわれているのは周知のことである。

DNAの存続期間は、どのような土質や水質の中でどのような状態（吸着、遊離、溶解等）で存在しているかにより異なる。[21]一般に、液体中に溶解した状態のDNAよりも、水底の堆積物や土壌の鉱物・岩石・粘土・砂粒等に吸着した状態のDNAのほうが、分解酵素による破壊作用に対し一〇〇倍〜一〇〇〇倍もの抵抗性を示す。[22]何れにせよ、自然環境中には、生きた細胞や個体から分泌されたDNA、また死滅・崩壊した細胞や死体から滲出したDNA、さらには医学・生物学系の実験室や病院の検査室等から漏出したDNA等々のかなりの量が存在しているものと見られる。

繰り返して言うが、自然環境下でＤＮＡは土壌や水の中の鉱物・岩石・粘土等に吸着した状態にあって破壊から守られており、遺伝情報の伝達源としての活性を保持し続けているのである[23]。このことを実験により検証した報告もある。たとえば遺伝子操作された大腸菌を土壌中に植え込んだ実験で、その大腸菌のプラスミドＤＮＡや染色体ＤＮＡが六〇日もの間、土壌から大量に検出されたというような報告[24][25]は注目に値する。

遺伝子操作実験の際に宿主細胞としてしばしば使われている細菌株（たとえば大腸菌のＫ一二株）は、実験室での人工培養条件下でしか生存できないように改変されているから、自然環境に放出（または漏出）しても生存・増殖は出来ないというのが従来の通説であった。したがって、遺伝子組み換え実験の安全確保のためには、この通説に基づく〝生物学的封じ込め〟の考え方で実験を自主規制する指針が提唱され、わが国をふくむ世界各国で現在もその指針が履行されており、多くの研究者たちはそれで十分と考えている。しかし上述の諸報告に照らせば、〝生物学的封じ込め〟の概念はその根拠が薄弱ということになる。それ故、未だにこの概念を信じて「遺伝子組み換え実験は周辺の人々や環境に危害を及ぼすことはない」などと主張するのは非科学的である。

ついでながら、この節で紹介した類いの問題は、本来、微生物生態学の立場から着実に研究しなければならない大変重要な問題であると私は常々思っている。しかし残念なことにわが国では、この分野で地道に研究に取り組んでいる研究者人口は少ない。派手なバイオテクノロジー研究には先を争って参入するけれども、地味で研究費にもあまり恵まれないこの分野の研究に対しては、十分な関心を持たないような風潮が研究者の間でさえあることは、バイオハザード予防対策を考究し、それを的確に樹立するという実際的見地からばかりでなく、自然に関する学問の総合的発展の見地から見ても、甚だ憂慮すべき状況であると私は思わざるを得ない。

5　遺伝子DNAの水平伝達

生物学の歴史[26]の中で、一九〇〇年にメンデル法則が再発見され、遺伝現象に関わる基本的な要素として今日言うところの〝遺伝子〟の果たす役割が重視されるようになったことはよく知られている。そして、一九二六年に至りT・H・モーガンにより「遺伝は細胞核内の染色体に在る遺伝子の働きによる」とする遺伝子説が確立されたことも周知のことである。

その後、遺伝子の物質的実体が何であるかについての研究や論争が盛んになり、O・T・エイヴリーらによる実験（一九四四年）やA・D・ハーシーとM・チェイスによる実験（一九五二年）の結果、デオキシリボ核酸（DNA）こそが遺伝子の実体であることが決定的に証明された。

次いで一九五三年に、J・D・ワトソンとF・H・C・クリックにより、DNAの二重らせん構造モデルが提唱され、それにより複雑な遺伝現象の謎の多くが説明可能となったことは、生物学史上あまりにも有名なことである。

ところで、遺伝とは親の形質が子に伝わる現象であり、その現象を生起させている遺伝子は、その名の通り先祖から子孫まで原則として大きな変化をすることなく伝えられて行くものだ、と長年考えられていた。

しかし近年に至り、遺伝子の役割（機能）は親から子へと形質を伝達することだけに限らないということが判ってきた。実は、遺伝子（gene、ジーン）と呼ばれるものは、異なる生物種間の障壁（後述）を乗り越えて他種の生物（もしくは細胞）に転移し、その転移した細胞内で生物活性を示す能力、つまり自らが持つ遺伝情報を発現してタンパク質を作り出す能力をも秘めた実体であったのだ。そして、そのような遺伝子の働きのことを、最近では「遺伝子水平伝達」と言うようになった[27][28][29]。しかも、この遺伝子水平伝達は、四〇億年の生命進化の流れ[30]の中で恐らく無視できない役割を演じていたと考えられるのである。なお、親から子へと遺伝子が伝わることを「遺伝子垂直伝達」と言うこともある。

では一体、自然界で遺伝子水平伝達はどれくらいの範囲で生起しているであろうか。基本的にそれは、地球の全生態系で生物の歴史始まって以来一貫して起きていたと思われる。ウイルスや原核細胞生物（細菌類）の間で起きるばかりでなく、真核細胞生物（小はカビや原虫類、大は昆虫類・爬虫類・鳥類や哺乳類等ほとんどの動植物をふくむ）の間でも、さらには原核細胞生物と真核細胞生物との間でも、本来存在する種間の障壁を乗り越えて起きていたと見られる。ここで言う種間の障壁とは、それぞれの種の個体構造や細胞内にあって、他種の遺伝子の侵入・混入などを阻む作用をする機構もしくは物質的要素のことであり、その解明は未だ決して十分には行なわれていない。

また、自然界での遺伝子水平伝達の発生頻度がどれくらいなのかについても、未だあまり研究はされていない。遺伝子の種類や種間の進化的隔たりの大小さらには環境条件等々により、発生頻度は異なるのが当然であろう。一般に、細胞が何らかのストレス（たとえば加熱）に曝されると、水平伝達頻度は高くなるとみられる。また、細菌類では抗生物質の存在が耐性遺伝子の水平伝達頻度を高める一因であることが実験的に確認されている[31][32]。さらに、自然状態で植物の遺伝子が微生物へ水平伝達する頻度は、僅かに一〇の一七乗分の一程度で、極めて低い値であると言う[33]。

繰り返して言うが、異種生物間の遺伝子水平伝達は極めて僅かの頻度でしか起きない現象であるが、生態系を構成する全生物種で過去・現在・未来にわたり生起し続ける現象である。但し、どのような誘因や環境条件が作用して遺伝子水平伝達が起きるのかについては、未だほとんど何も解っていない状態である。

周知のように、細菌類（原核細胞生物）では、形質導入・形質転換・接合と呼ばれる三種類の遺伝子水平伝達メカニズムの存在が確認されている。他方、真核細胞生物種間の遺伝子水平伝達に関しては、染色体ＤＮＡの特定部分である転移可能要素（transposable element）とか転移可能介在配列（transposable intron）と呼ばれる塩基配列部分が主として関与するものと解されている。[34]

次に遺伝子水平伝達の注目すべき事例を一つ述べよう。それは、無脊椎動物の昆虫類の一種であるショウジョウバエが持っているマリナー（Tc1/mariner）と呼ばれている遺伝子DNA（トランスポゾン）やその断片が私たち人類の細胞にも入り込んでいることである。[35] しかも、このマリナーはいろいろな動物種に広く存在していることが次第に明らかになってきた。たとえばそれは、魚、[36] 蚊、[37] 線虫[38]でも確認されており、驚くべきことに、植物である大豆[39]にさえ存在していたのだ。つまり、マリナーは相手を選ばず非常に水平伝達し易い遺伝子である。それ故、バイオテクノロジー分野では実際に、異種間の遺伝子伝達を目的として、そのままの形のマリナーや若干修正された形のマリナーがしばしば使われている。けれども、このマリナーの乱用は、生態系を攪乱する新たな脅威になり兼ねないことを示唆しているとも思われるから、慎重に考え直すべきことである。

6　遺伝子水平伝達の人為的促進

さて、ここまで述べてきた「遺伝子水平伝達」の概念を踏まえて、バイオテクノロジーの本性を考えてみると、次のように言うことができるであろう。すなわち、バイオテクノロジーとは、生物進化の長い歴史的過程で確かに生起しているとみられるけれども、現実には極めて僅かの頻度でしか起こり得ないような遠隔の種どうしの間での遺伝子水平伝達を、人為的に効率よく確実に実現することを意図し、結果として人間にとり有用な産物を手に入れようとする技術である。端的に言えば、バイオテクノロジーは遺伝子水平伝達を人為的に強引・迅速に実現する技術である。それは自然界における生物進化の歴史的時間を無視し、生物世界における異種間の無差別交雑を排除する障壁の存在を無視し、人間にとっての有用性や便利さだけを重視して開発された技術である。

結果として、私たちはバイオテクノロジーの乱用が自然の生態環境を攪乱し、人間をふくむ生物の健康に悪影響をもたらすこと、つまりバイオハザードの発生を憂慮せざるを得ないのである。

遺伝子水平伝達の人為的促進は、具体的には、バイオテクノロジーで中心的位置を占める〝遺伝子組み換え〟技術を巧妙に使うことにより実現される。すなわち、目的とする遺伝子ＤＮＡを宿主細胞のゲノムに効率良く導入して、そのＤＮＡの機能を十分に発現させるのである。そして、このような目的遺伝子ＤＮＡの人為的直接導入のためには、いろいろな方法が使われている。

一般に広く使われているのは、ベクター（遺伝子の運搬役）を利用する方法である。ベクターとしては、植物関係ではＴｉプラスミドが、動物関係ではレトロウイルスやアデノウイルスさらにはバキュロウイルス等がそれぞれ盛んに使われている。つまり、ウイルスやプラスミドに目的遺伝子を組み込んだうえで、そのウイルスやプラスミドを宿主細胞に感染させることにより、目的遺伝子をも同時に宿主細胞に伝達させるという方法である。

また、リポソームと呼ばれる人工構造物（脂質性の二重膜で囲まれた微細な空胞）もベクターとして使われている。つまり、リポソームの中に遺伝子DNAを包み込んだ形にして、それを宿主細胞に取り込ませるのである。さらにまた、金の微粒子に目的とする遺伝子DNAを付着させて宿主細胞に打ち込む〝パーティクルガン（遺伝子銃）〟という、ちょっと物騒な名前の器械による方法も、植物関係では使われている。

ところで、ウイルスやプラスミドをベクターとして利用することは、それらが特定の細胞・組織・臓器に対する親和性をもともと持っているので、遺伝子伝達の効率からみれば、優れた方法である。しかし、安全性の観点からみた場合に、果たして危険はないと断言出来るであろうか？　一般には、ウイルスゲノムの病原性に関わる領域を削ぎ落とし、病原性がなくなり伝達性（感染性）だけは保持しているウイルスに作り変えてベクターとするのだから、病気を起こすような危険はないと説明されている。

しかし、たとえばレトロウイルスに関しては、異種の哺乳動物間をかなり容易に移行して、相手の細胞核内に入り込み、そのゲノムに統合されてしまうことが以前からよく知られている。[40]レトロウイルスのこの本性を顧みるならば、人工的に強引に作製された〝レトロウイルスベクター〟は、それが入り込んだ宿主細胞内で遺伝子運搬の役割を終えて以後どのような運命を辿るかということについて十分検討されない限り、ベクターとして使うことの安全性は保障されないと考えられる。宿主細胞に存在するかもしれない内在性レトロウイルスや他の外来性ウイルスと組み換えを起こし、新しいウイルス、それも場合によっては病原性の強いウイルスが作り出される可能性は決して無視出来ない。

また最近、昆虫ウイルスの一種であるバキュロウイルスは、哺乳類の細胞にも感染することが明らかになったため、それを遺伝子治療用のベクターに使えるだろうとの考えで、急速に研究が進んで来た。[41][42][43] そのベクターを使って所期の治療目的だけが確実に達成されるのであれば、患者にとり大変な福音であることは間違いない。けれども、それがもし実験室や治療室から患者以外の人に伝播したり周辺環境に漏出したりし、そこに生息する昆虫類に感染し増殖しさらに拡散するようなことになれば、健康や生態環境の保全にとり深刻な問題を生ずる恐れがある。

なお、遺伝子治療の研究分野では、被治療者への副作用をふくむ危険性についての検討は当然されているが、ベクターが病院内や周辺環境に漏れ出た場合に人々の健康や生態系がどのような影響を受けるかという問題については、ほとんど検討も考慮もされていないのが現状のようである。ついでながら、農業分野では、バキュロウイルスの殺虫能を高める遺伝子操作をした上で、それを環境に意図的に放出し有害昆虫の駆除に使おうとの研究もあるが、有益昆虫までも消滅させてしまう恐れは果たしてないのであろうか。[44]

7 バイオテクノロジー批判の視点

今日バイオテクノロジーを推進している人々は、それが内包している危険性（安全上の問題）についてはほとんど触れようとしないのが常道であるようだ。[45] もちろん、多かれ少なかれ内省的な意見を述べる人もいるが、概してバイオテクノロジーの無軌道な推進や乱用に対する生命倫理的視点からの反省的意見に傾いており、バイオテクノロジーそのものに顕在し潜在する危険性を抉り出し、警告を発する類いの意見は、当然のことながら、ほとんど見当らない。

一方、批判ないし反対の人々の見解はどうであろうか？　わが国における分子生物学の草分け的科学者である柴谷篤弘博士は、文字通り『バイオテクノロジー批判』と題する著書によりバイオテクノロジーに潜む危険性を早くから科学的に指摘している。[46] その著述は、やや難解なところもあるとは言え、バイオテクノロジーの安全性への本質的な問題提起であり、推進科学者によっても熟読されるべきであると私は思う。柴谷博士は、科学・技術と社会との関連性や分子生物学の独善への反省等々を含めて、バイオテクノロジー存立の基盤へのいわば根源的批判を行なっている。

また、近年になり、何人もの科学者がそれぞれの学問的信念に基づき、バイオテクノロジー批判の見解を公表している。私の目にした限りでは、柳下登・塚平広志・杉田史朗、[47] 藤原邦達・市川定夫・本谷勲・山口英昌、[48] 河田昌東、[49] 佐藤進、[50] 池田清彦・金森修、[51] 岡田正彦、[52] 金川貴博[53]と言った方々の論述は、批判的立場が明確で一貫しており有益である。

さらに、市民的立場からのバイオテクノロジー批判・反対運動の中で生み出された科学的水準の高い著作も少なからず眼につく。たとえば、福本英子[54]、渡辺雄二[55]、天笠啓祐[56]、安田節子[57]、粥川準二[58]と言った方々の著述並びに日本消費者連盟の近刊[59]は、いずれも簡明で優れた批判の書であり、多くの人々によく理解され実践活動に役立つものと思われる。なお、基本的にはバイオテクノロジー推進の立場ながら批判意見にもよく耳を傾けている三瀬勝利博士の著作[60]は、反対運動の実践家や論者にとっても、いろいろな意味で一読に値するであろう。

ともあれ、バイオテクノロジーを批判する視点の基本は、技術そのものに内在する不完全さとそれから生ずるであろうバイオハザード（危険性）を科学的に的確に捉えることにあると、私は考えている。その上で、バイオテクノロジーが社会との関わりの中でどのように利用されているか、またそのことが倫理的にどのような問題を生じているかをしっかりと見つめて批判するべきであろう。

言うまでもないことだが、この視点は「技術に内在する不完全さが修正され、改良されれば推進しても良い」とするような単純な考えに直結するものでは決してない。「出来ることはやってもよい」のではなく、「出来てもやってよいことと、やってはいけないことがある」とする倫理的規範が常に伴っているべきで、このことを無視していたずらにバイオテクノロジーを礼賛・推進するのは大きな誤りである。

第3章　バイオハザードの具体例

この章では、過去に発生したバイオハザードを幾つか取り上げ、それらに存在する問題点を論ずることにしたい。

バイオハザードの一種である実験室内感染事故（第1章第1節参照）に関して、一面では、野口英世博士のガーナにおける黄熱病研究中の感染・発症・死亡が「殉学」と讃えられてきたこと[1]に象徴的に表われているように、感染事故は研究者が危険を恐れず実験に没頭し、人類社会から病気を無くすために奮闘していたがために起きてしまったものとされ、いわば研究社会の美談に類することとされる傾向があった。と同時に他面では、感染事故の多くが実験者の未熟・不注意により生ずる恥ずべきことと見なされ、隠蔽されて秘かに処置され、原因や対策を公明・率直に検討するようなこともないまま終わってしまう傾向が今日でさえあることもまた事実である。

これらの相異なる二つの傾向は、人々がバイオハザードの実態を見極め、的確な処理対策や予防対策を広く社会の問題として考究・確立して行くうえで障害になることは間違いない。最近も、ＳＡＲＳウイルスの実験施設（シンガポールと台北そして北京）で同ウイルスの実験室内感染事故が起きたが、再発や社会への感染拡大防止のためには、事故発生の実情が詳しく公表される必要があるにもかかわらず、事故当事者の生の説明や反省の声は一般市民には到底届いていない。このようなことを考えると、バイオハザード予防のために第一線の実験室の率直な情報公開を求めて行くことが如何に大事なことかは容易に理解できると思われる。

このような実験室内感染事故の問題についての一般的論述はこれくらいにして、次には、実験室から社会に拡がるバイオハザードの事例を具体的に見て行くことにしよう。

1　旧ソ連スヴェルドロフスク市での炭疽菌によるバイオハザード

この事件については、一九九四年十一月に米国・ソ連両国の科学者たちの共同疫学調査研究の結果が『サイエンス』誌に報じられた。[2] 私は、その『サイエンス』誌の論文をわが国の市民の方々にも紹介する意味で、若干の私見を加えた論稿を一九九五年六月号の『技術と人間』誌に寄せている。[3] そこで重複になるが、以下に同誌の論稿を基に、この事件の状況や教訓を述べる。

サイエンス誌の論文発表までの経緯

旧ソヴィエト連邦ロシア共和国の首都モスクワの東方一四〇〇キロにあるウラル山脈東側の人口一二〇万の都市、スヴェルドロフスク市（以下ス市と略記、現在名はエカテリンブルグ市）で、一九七九年四月から五月にかけて多くの住民や家畜の間に普段は滅多に見られない「炭疽」という急性感染症が流行し死者も発生したことが、翌年になって西欧の新聞紙上で報ぜられた。それまで、この事件発生はソ連国内では一切報じられていなかった模様であるが、西欧の報道以後にはソ連の医学・獣医学関係誌や法律雑誌でも次第に報ぜられるようになった。

しかし、ソ連国内の報道記事はいずれも、流行発生の原因は自然環境に存在する炭疽菌により、たまたま汚染していた肉を食べたか、汚染動物に接触したかであるとする見解を採っていた。それは当時のソ連政府当局の見解の引き写しに近いものである。それに対して西欧側は、人為的事故とくに細菌兵器開発と関わって発生した事故ではないかとの推測を示しており、国際的論争も行なわれていた。

一九八六年に至り、『サイエンス』誌論文の著者の一人、M・メセルソン博士（ハーバード大学分子・細胞生物学部）がかねてからソ連当局に申し入れていた、科学者による自主的調査の実施がようやく承認され、四人のソ連内科医を含む米ソ合同の疫学調査活動が始まった。調査は一九九三年までの間、米国側から三回の訪ソ、ソ連側から一回の訪米という相互交流の形で行なわれ、その成果がようやく一九九四年に発表されたわけで、実に息の長い話である。

他方、ソ連体制が崩壊して以後の政治・社会情勢の変化に伴い、一九九〇年代にはロシアのエリツィン元大統領（炭疽事件発生当時はス市の共産党書記）は、ス市での炭疽突発の原因を解明するよう政府の環境・保健顧問に指令を発した。そして、一九九二年になり元大統領は、「軍事開発が原因であったことをKGB（国家保安委員会）が認めた」と言明するに至った。続いて、大統領令で組織された生物・化学兵器廃棄委員会が調査を始めたが、その結果は未公表であるという。また、ソ連の学者たちは、その事件での死亡者の病理標本検索を改めて実施し、ス市の炭疽多発は空気感染によるものであり、いわゆる吸入炭疽（肺炭疽）が発生したことを確認した。

共同調査の情報源

Ｍ・メセルソン博士らの調査で利用された一九七九年当時の関係資料は、非常に多岐にわたっている。

すなわち、第一は、死亡患者の氏名・生年月日・住所等に関する政府所管リスト。これはＫＧＢにより作成されロシア政府が遺族への補償のため使った資料である。第二は、死亡者の親戚・友人や治癒し生存している元患者との面談記録。ここでは特に、発病時に働いていた場所を確認することが重視された。第三は、死亡者が埋葬されている墓の墓誌。これにより氏名・生年月日・死亡年月日を再確認。第四は、炭疽と診断されて死亡した人々の死体剖検記録。発病日・入院日・死亡日等の確認。第五は、患者が入った病院の各種明細記録類。第六は、五人の生存者の完全な臨床病歴である。

これらに加えて、ス市の詳しい街路図や地域図、市域の衛星写真地図、および市内に在るコルツォヴォ空港発表の気象データ等々が活用されている。

調査対象の患者

六六名の死亡者と一一名の生存者が調査対象とされ、論文中にはその記録が表示されている。

計七七名のうち五五名は男性で平均年齢は四二歳、残り二二人の女性の平均年齢は五五歳であった。この発病状況の年齢的特徴は、二四歳以下の若年層には患者がいなかったという点である。患者たちの発病日は四月四日から五月十五日までにわたっていた。発病以前の健康状態は全員良好であった。

症状としては、発現頻度の多い順に、高熱・呼吸困難・発咳・頭痛・嘔吐・悪寒・脱力感・腹痛・胸痛等々が認められた。これらの症状はいずれも、炭疽菌の気道感染を疑わせるものである。死亡者の入院期間は平均一〜二日に過ぎなかったが、生存者は平均三週間入院していた。なお、一九七九年以降、ス市で炭疽患者の新たな発生は見られていない。

実行された公衆衛生上の対策

患者の住宅や勤務先が集中していたチカロフスキー区では、流行発生後直ちに緊急対策委員会が組織された。四月十日頃には州レベルでも公衆衛生対策が採られ、連邦政府の衛生大臣代理も加わった委員会が動き出した。四月十二日以降は、炭疽罹病を疑われた患者は全て第四〇市立病院に収容され、集中治療を受けることになった。死亡者の剖検も同病院で実施された。死体は消毒用塩化石灰を入れた棺に安置され、市立墓地の一角に埋葬された。

患者の家族たちには、予防のためテトラサイクリンが投与された。患者の住宅の消毒、食肉や物品の炭疽菌検索、チカロフスキー区の建物外壁や樹木の洗浄・消毒、未舗装道路のアスファルト舗装、街道検問による未検査肉の没収・廃棄、新聞・ポスター等による防疫上の注意宣伝といったことも大々的に実行された。四月中旬以降には、炭疽菌芽胞（がほう）ワクチンの予防接種が行なわれ、チカロフスキー区の一八歳～五五歳の住民約五万九千人の八割が一回以上の接種を受けた。

患者の住宅・勤務先の地理分布

大部分の患者の住宅や勤務先はス市南部地域に在った。その地域外に住んでいたが、四月の第一週には同地域内の陸軍基地第三二施設で予備隊員訓練を受けていたことが確認されている患者も五名いる。その訓練は四月二日（月曜日）から始まり一週間続いた。毎日八時半から夕方までの訓練が終わると帰宅した。

住宅と勤務先の所在場所を確認できた六六名の患者たちが四月二日の週の昼間にいたと思われる場所を地図上に記してみると、五七名は南北約四キロの細長い地帯（以下、高度危険地帯と称する）に分布していることが分かった。その地帯は、軍の微生物研究所（実体は生物兵器開発を任務としており、第一九施設と通称）からス市の南端まで延びている。残りの九名は同地帯外で働いていたが、うち三名の住宅は同地帯内に在った。すなわち、六六名中六〇名が高度危険地帯と関係して生活していたのである。さらに、その六〇名を除く残り六名のうち三名は高度危険地帯に職業上出入りした可能性の大きな人々（トラック運転士、配管工、電話工事者）であった。

問題の第一九施設は高度危険地帯の北端に所在し、第三二施設はその南側に在った。これら両施設の敷地には四、五階建ての住宅用アパートを含む多くの建物が在り、合計一万五〇〇〇人余りが住んでいた。第三二施設で発生した患者五名は全て隣接する建物に住んでいた人達であった。

第三二施設の南南西へ広がる地域は一平方キロ当たり約一万人の人口密度の住宅街で、一戸建ての住宅・店舗・学校等がある。その住宅地域の南にはセラミックス工場がひとつ在り、昼間には約一五〇〇人が働いていた。その工場の関係者で発病した一八名中一〇名は仕切りのない大きな部屋でセラミック管製造の仕事をしていた。管製造部門の一日の労働人口は約四五〇人であったから、炭疽発病率は一〜二％になる。さらに、セラミックス工場の南には小さな工場やアパート・個人住宅・学校・店舗があり、そこを過ぎると広い畑や林の田園地帯になる。

動物での炭疽発生

獣医師と地方行政官の一九七九年四月二十五日付調査報告書によると、第一九施設の南南西五〇キロの戸数約一〇〇軒のアブラモヴォ村で、羊七頭と牛一頭が炭疽のため死亡または切迫屠殺された。第一回目は四月五日の羊二頭死亡であり、続く二日間にそれぞれ二頭の羊が死亡し、四月八日にさらに羊一頭、一〇日には牛一頭が死亡したと報ぜられている。これらの家畜の所有者は七名であるが、うち六名に面接調査をして家畜死亡の事実は確認できた。村人たちの間では炭疽患者の発生は認められていない。当時、同村での羊の飼養数は二九八頭であったから、羊での炭疽発生率は約二％になる。

アブラモヴォ村以外のス市近郊六カ村でも、家畜の炭疽発生が記録されていたが、それらの村は全て高度危険地帯の南方に位置している村であった。

要するに、炭疽患者や患獣の分布域の中央線は、真北を基点にして三三〇度±一〇度の方角範囲内に入っていたのである。

当時のス市の気象状況

セラミックス工場の東方一〇キロのところに在るコルツォヴォ空港から三時間ごとに報ぜられる地表一〇メートルの気象観測データを検討し、患者や患獣が発生した地点の分布域の中央線（前述）と風向きとが一致した日時を見つけ出した。炭疽に罹った予備隊員たちが第三二施設で訓練を受けていた期間（四月二日から一週間）に限ってみると、平行風は四月二日にしか吹かなかった。その日は地方時刻で七時から一九時までの間、三二〇度から三五〇度の扇型方角の北風がずっと吹き続いていたことが判った。

四月全体を通じてみても、このような方角の風は二日以外滅多に吹かなかった。その発生頻度はせいぜい二％以下と算定された。四月二日には北風に続いて寒冷前線が通過したが、その時の風速は毎秒四～六メートル、気温は氷点下一〇～三℃、相対湿度は五〇～六六％で、雲はなく、正午の太陽は地平線上仰角三九度の位置にあった。これらの風や日射の条件に基づき、当日の地表の大気は中等度の安定状態にあったと理解できる。高度五〇〇〜一〇〇〇メートルの気温測定結果もこのことを裏書きしていた。

疫学調査が明らかにしたこと

メセルソン博士らの調査論文が明らかにしたことの第一は、ス市の炭疽患者の大部分が一九七九年四月の第一週にはス市内の軍微生物研究所を北端として同市の南限四キロに至る幅の狭い地帯（高度危険地帯と称す）内に居住しており、彼らの勤務先もその地帯内にあったこと。

第二は、同地帯の中央線の南方延長線上五〇キロ以内の村々でも同時期に家畜の炭疽発生・死亡があったこと。

第三は、四月二日の昼間、危険地帯の南北中央線と平行して吹く北風が優勢であったこと。そして、同危険地帯内に普段は住んでいないのに炭疽に罹患した予備隊員たちは、ちょうど四月二日には同地帯内の軍事施設内にいて訓練を受けていたこと。

第四は、この炭疽流行における最初の患者・患獣の発生は四月二日以後であったこと。

そして、メセルソン博士らは、この流行突発は炭疽菌のエーロゾルが北風によって拡散した結果起きたのであり、その漏出源は軍微生物研究所（第一九施設）にあり、漏出は四月二日（月曜日）昼間であったと結論した。このように大規模な吸入感染炭疽の流行、つまり実験施設周辺社会に拡がったバイオハザードは前例がない。

四月二日以降、高度危険地帯に北風が吹くことはほとんどなかった。このことは、炭疽患者・患獣の発生の大部分が、二日の第一九施設からの炭疽菌エーロゾル漏出に起因したことを示唆している。エーロゾルの沈殿や再浮遊は効率よく起こることではないから、四月二日以降に二次的なエーロゾル発生があって、吸入感染が起きた可能性はほとんどないと考えられる。エーロゾルを吸入した日を四月二日だけと特定すると、死亡患者の発病までの潜伏期間の日数最頻値は九～一〇日と算定された。この値は、ヒトにおける限られたデータから推定されていた二～六日という潜伏期間よりは長い。しかし、サルでの感染実験によると、炭疽菌の芽胞は肺の中で何週間も生存でき、その平均潜伏期間は吸入した芽胞の量に反比例し、個体別に見ると二～九〇日の間に分布している。なお、二四歳以下の患者が発生しなかった理由は不明である。高齢の人ほど炭疽菌への感受性が高いのかも知れない。

四月二日昼間の大気条件下で軍微生物研究所から漏出した炭疽菌（芽胞）エーロゾルの推定分布と、患者の地理分布とが一致するか否かをみるため、中等度に安定した大気の開放地域での大気分散に関するガウス円錐形モデルを利用して一定の芽胞量毎の等高線を描いてみた。その結果、計算上の芽胞量等高線は、患者・患獣が分布していた高度危険地帯と同じような南北に細長い形になった。そして、もっとも内側の等高線上で軽労働に従事し一分当たり〇・〇三立方メートルの空気を呼吸していた人は、計算上三×一〇の三乗分の一×Q個の炭疽菌芽胞を吸入していたことになる。ここでのQは、発生源からエーロゾルとして放出された芽胞の数である。とにかく、患者発生地点の分布状況は第一九施設を炭疽菌エーロゾル発生源と見ることと決して矛盾しないということである。

サル類が吸入・気道ルートで炭疽菌に感染した場合の菌量－反応関係を明らかにするため、一九六〇年代にアメリカで一二三六頭ものカニクイザルを使って行なわれた大規模な実験結果から算定された五〇％致死量は、菌数（芽胞数）四一〇〇個であった。また、アカゲザル二〇〇頭の実験では二五〇〇個と算定された。ヒトについてアメリカ国防省が推定した五〇％致死量は八〇〇〇～一万個であった。

これらの数値を参照して、発生源（軍微生物研究所）から南二・八キロ風下にあるセラミックス工場で記録された二％という感染率をもたらす感染量を算出してみると、それは菌数にして僅か九個に過ぎなかった。次に、発生源から四〇億個の芽胞をふくむエーロゾルが放出されたとみると、セラミックス工場の管製造部門の人々は、毎分〇・〇三立方米の空気を吸入すれば九個の芽胞を取り込む計算になる。なお、発生源からエーロゾルになって漏出した炭疽菌芽胞の総重量は、二、三ミリグラムから一〇〇〇ミリグラム（一g）の間と推定された。

この事故の教訓

メセルソン博士らの調査報告論文は、ス市における炭疽流行の元凶が軍微生物研究所であったことを疫学的に見事に証明した。その実態の調査や原因究明は恐らく軍自身によっても成されたであろうが、その結果は広く人々に公表されぬままであった。旧ソ連の政府や軍は、国家の威信にかけてこの事故を軍事機密の霧の中に隠してしまいたかったものと思われる。しかし、メセルソン博士らの長年の努力と優れた疫学調査方法によって、多くの市民の生命・財産を侵害した事故の実相は、広く世界中の人々に明らかにされたのである。このことは、バイオハザードの実相解明にとり疫学的な調査研究が極めて重要な役割を演じることを明白に示している。

　ところで、この炭疽菌エーロゾルの漏出は故意になされたのか、それとも何かの過誤で起きてしまったのか？　もし過誤であれば一体どのような事情の下でどのような類の過誤であったのか？　これらの疑問には、残念ながら、メセルソン博士らの論文は全く触れていない。しかし、これらの解明は今後のバイオハザード発生予防の観点からすれば是非とも必要である。

　たとえ旧ソ連軍細菌兵器研究所であっても、そこが平和な市民社会に向け炭疽菌エーロゾルを秘かに放出して細菌兵器の効力テストを実施した、などとはおよそ考えられない。その施設では、常に排気用高性能フィルターを含む各種のバイオハザード対策設備・装置を備え、周辺の住民や環境に災害を及ぼさぬよう十分注意して実験を行なっていたはずである。それが何らかの理由で的確に作動しなかったか、何らかの操作ミスがあって外気中に炭疽菌エーロゾルを漏出させてしまったのであろう。実は、私のこの推測[3]の妥当性は、メセルソン論文の発表後五年を経てわが国でも翻訳・出版された本の中で明らかにされた。

その本は『バイオハザード』と題し、米国に亡命した元ソ連軍の生物兵器開発研究に従事していた科学者が書いた本である[4]。その本の第七章は「スヴェルドロフスク事件」と題する章で、その一〇四〜一〇五頁を読むと事件発生の原因は実に単純そのものであったことがわかる。

すなわち、二四時間三交代制で大量の炭疽菌の凍結乾燥作業をしていたプラントで、午後勤務の技術主任が次の勤務者に「フィルターが詰まったので取り外してあるから、必ず交換用のフィルターを取り付けてから作業すること」という主旨の走り書きのメモを残して帰宅した。このようなことは、本来、業務日誌にきちんと記録して申し送るべきことであったのに、そのルールは守られなかった。しかも次の勤務者はメモがあることに気付かず、業務日誌を見ただけで機械を作動させた。作業員の一人がフィルターの着け忘れを知ったのは作業開始五、六時間後のことであった。直ぐに、新しいフィルターを取り付け、何人かの上司に経過が伝えられた。しかし、ス市当局やモスクワの国防省本部には一切報告されなかった。全く無責任な話である。それがあの惨事を招いてしまったとは何と痛ましいことではないか。

とにかく、この事件は、勤務者のちょっとしたミスやルール違反であっても大きなバイオハザードの発生を招くことがあるということを教えている。それはまた、事故発生の可能性を見極めて関係各方面へ一刻も早く通報し、社会的に適切な対応策を迅速・確実に採れるようにすることが、災害を少しでも減らす意味で如何に大事かを示してもいる。

さらにまた、この事件は、大規模な病原体実験施設が人口密集地域に存在することの危険性・非道理性を雄弁に物語っている。旧ソ連では、ス市だけでなく首都モスクワでも類似のバイオハザード事件が起きていたと報ぜられている。[5] それは、農業省所属の全ソ科学管理獣医学研究所において、人獣共通の病原細菌であるブルセラの菌体を含むエーロゾルの流れていた配管が破損し、菌体が施設外の大気中に漏れ出たため、隣接する共産党大学で数十名がブルセラ病に罹り、うち十数名が死亡したという恐るべき事件である。その詳細は不明であるが、この事件以後モスクワ市内からこの種の実験施設は移転させられたと伝えられている。

ともあれ、このような事件はその真相が闇に葬られてしまっては、バイオハザード防止に役立つ教訓を引き出すことはできない。それゆえ、国家権力による情報秘匿・情報操作が罷り通るような社会では、バイオハザードの絶滅は不可能ということになる。

2　健康食品トリプトファンに関わる事件

この節で述べるバイオハザードの事例は、もともと病原性のある細菌によって発生した事件ではなく、バイオテクノロジーにより作り出された遺伝子組み換え細菌が絡んで起きた事件である。この事件に関しては既に、長崎大学の戸田清助教授により的確・簡明に紹介されている。[6] また朝日新聞東京本社の田辺功氏によっても、「遺伝子操作の〝安全神話〟に警鐘」と題する記事[7]でいち早く報じられた。ここでは、それらを参照しつつ簡単に解説する。

この事件は、アミノ酸の一種トリプトファンをいわゆる健康食品として日常的に摂取していた人々にもたらされた健康災害である。健康のため摂っていた食品が原因で病気になってしまったのであるから、被害者のみならず誰しもが慨嘆に堪えぬ話ではないか。それは、健康食品ブームに乗り、安全性を軽視し、利潤獲得にひた走った企業が、結果的に招いてしまった災害であるばかりか、後に述べるように、バイオテクノロジー（ここでは、細菌の遺伝子組み換え）が非意図的に産み出してしまった災害でもある。

一九八九年以後、被害者の推定数は約六〇〇〇人、死亡者は三八人にも及んだ。死者は全員アメリカ人であったが、被害者の発生はアメリカを中心に、ドイツ、フランス、カナダ、ベルギー、スイス、イギリス、オーストラリア、メキシコ、そして日本からも報じられた。被害者には、白血球の一種である好酸球の異常増加や、全身の筋肉痛、手指の運動失調、全身麻痺・痙攣等々の多彩な症状が現われた。それは、〝好酸球増多・筋肉痛症候群（ＥＭＳ）〟と呼ばれている難治性の病気である。アメリカでは、最初のＥＭＳ患者が一九八九年十月三日に疾病予防センター（ＣＤＣ）に報告され、同年十一月十七日にはトリプトファン製品の回収指示が食品医薬品庁（ＦＤＡ）から出されたという迅速な対応ぶりで、新たな被害の拡大は抑えられた。

ところで、この事件の発生に関わりのあるトリプトファンの製造元は、日本の株式会社昭和電工であった。人間にとり不可欠のアミノ酸であるトリプトファンそのものが重大な病気を引き起こすとは先ず考えられないから、病因物質を探り、それがトリプトファン製造の過程で混入したものか、非意図的に副産物として作り出されてしまったものか、何れかを判断することが必要である。昭和電工では、競合する他の国内企業五社（アメリカでのトリプトファン市場をほぼ日本の六社で占有）との価格競争に勝つために、遺伝子組み換え細菌を使う製造方法を採用し、製造コスト低減に成功した。そのため、アメリカ国内での昭和電工の販売市場のシェアは急拡大したという。

では昭和電工のトリプトファンを効率良く産生する菌は、どのようにして作り上げられたのか。簡単に言えば、元の菌株、*Bacillus amyloliquefaciens IAM-1521* 株（東大応用微生物研究所由来）から始めて五段階もの操作を経て作り出されたのである。第一段階で得た第一株は、元株に突然変異誘発物質を作用させて作り出したものであったが、続く第二・第三・第四・第五段階ではそれぞれ前の段階で作出された株（第一・第二・第三・第四株）に遺伝子組み換え操作が適用された。第二・第三・第四段階では同種細菌の遺伝子を導入したが、第五段階では異種細菌（枯草菌）の遺伝子を導入した。出来上がった第五株のトリプトファン産生能は予想通り高いものであった。

しかし、この第五段階では未知の有害副産物も何種類か出来てしまったのである。それら副産物のうち量的には二番目に多く存在した〝ＰＡＡ（３‐フェニルアミノ・アラニン）〟という物質の構造が、わが国の国立衛生試験所により解明された。トリプトファン中に不純物として存在したPAAの量は微量（一〇〜一〇〇ppm）であったが、現段階ではこれがEMSを起こした元凶とみられている。

遺憾なことにこの事件は、昭和電工が被害者への和解・賠償金支払いに応じた以後、企業秘密を盾に関係資料等の公開を避けているため、これ以上の解明が進んでいない。しかし、少なくとも、複雑なステップの遺伝子組み換えが行なわれなければ、危険な副産物は作り出されなかったことは間違いない。この意味で、トリプトファン事件は、文字通り現代のバイオテクノロジー企業が誘発したバイオハザードと言うことができる。ちなみに、トリプトファンを健康食品としてアメリカの市場に出しているが、その製造過程では遺伝子組み換え技術を使っていなかったはずの他の五社（味の素、協和発酵、田辺製薬、三井高圧、日本化薬）の製品では、類似の事故は起きていない。

この事件は、わが国の企業が引き起こした食品公害事件としてみると、カネミ油症事件（一九六八年）に次ぐ大事件である。また、昭和電工が引き起こした公害事件としては、新潟水俣病事件（一九六五年）以来二度目の大事件である。それは、安全を軽視し儲けることにだけ専念している企業に対する重大な警告となった。同時に、この事件に関連してわが国政府の保健・衛生当局の執った態度は、バイオテクノロジーの乱用により生ずる危険性（バイオハザード）を直視することなく、一方的に喧伝されているバイオテクノロジーの有用性だけを鵜呑みにして適切な規制策を採ることもなく、行政責任を放棄するに等しいものであった。

3　遺伝子組み換えウイルスにおける予想外の危険発生

既に述べたように、バイオテクノロジーは意図した結果のほかに予測不可能な結果や副作用をもたらすことがある。その適例を以下に紹介しよう。

それは、二〇〇一年二月にウイルス学の雑誌に発表されたオーストラリアの研究者たちの研究論文[8]である。その論文自体は動物実験結果を冷静な科学的筆致で記述したものであり、社会への警告的言葉などは全く使われていない。けれどもその実験結果は、バイオテクノロジーの危険性を示しているという意味で、社会的に深刻・重大であると考えられる。この論文が発表されて間もなく、私はバイオハザード予防市民センターの会報に簡単な解説を書いた[9]のであるが、重複を恐れず再度ここに紹介し、私自身の意見も僅かながら付け加えることにしたい。

この論文の著者たちは、キャンベラにあるオーストラリア国立大学免疫・細胞生物学科および国立有害動物対策研究センターに所属する研究者であり、農作物を荒らす野ネズミの生息数を減らすために〝避妊ワクチン（または不妊ワクチン）〟の使用を企図して研究を進めていた。あるワクチンが開発されたとしても、それが真に有効かつ安全であるかについては、厳密な検討が必要である。このことは、人用ワクチンであれ動物用ワクチンであれ同じである。加えて、自然環境で人知れず自由に行動している野ネズミが相手となると、一体どうやってワクチンを効率よく投与すればよいのか、その方法を開発することも大きな問題である。

論文の著者たちは、マウスの卵細胞透明帯を構成する糖タンパク質の遺伝子DNA（略称：ZP）を避妊目的のワクチンとして使うことを意図した。そして、そのZP・DNAワクチンを、ネズミ類に対する感染性の大きなエクトロメリアウイルス（注：マウス痘という病気を起こす、ヒトの天然痘ウイルスと近縁のウイルス）に組み込み改変したウイルスを作成した。その改変されたエクトロメリアウイルスはZP遺伝子の運搬役（ベクター）を果たすよう期待されたわけである。捕獲した少数の野ネズミにその改変エクトロメリアウイルスを接種して感染させ再び野に放つとか、野ネズミの生息地域にそのウイルスを散布するとかの方法により、うまい具合に多数の野ネズミに感染が拡がれば、結果として避妊ワクチンが多数の野ネズミに投与されたことになると考えられたのである。

先ず実験室段階では、このZP・DNAワクチンの有効性は認められた。[10] すなわち、マウスはZP・DNAワクチン投与後五〜九カ月間避妊免疫状態を保持しており、妊娠しなかった。その後、避妊免疫のレベルは衰退したが、ワクチンの再投与によりZP抗体価は上昇し、避妊状態が再来した。

次いで、著者たちは上記のZP・DNAワクチンの免疫効果を一層高めることを意図した。つまり、エクトロメリアウイルスに、マウスのTリンパ球から分泌される液性因子の一種であるインターロイキン4（IL4）の遺伝子DNAを組み込んだのである。IL4遺伝子がうまく発現すれば、ネズミの体内で抗体産生に関わるBリンパ球に作用してその増殖を活発化し、結果的に免疫が増強されるであろうという理屈である。そして、これをZP‐DNAワクチンと組み合わせ、避妊効果の高いワクチンを仕上げようとの考えである。この段階の実験では二つの近交系のマウスが使われた。第一は、エクトロメリアウイルスに対する感受性が極めて低い（つまり抵抗性が大きい）C57BL／6と呼ばれる近交系であり、エクトロメリアウイルスに感染してもほとんど発病しないという遺伝特性を持つ系統である。第二は、同ウイルスに対する感受性が高く、同ウイルスに感染するとほとんど一〇〇％発病し多くは死亡することの明らかな近交系で、BALB／cと名付けられている系統である。このようなエクトロメリアウイルスに対する感受性の遺伝的差異（系統差）は、免疫機能の差異に反映されている。

得られた実験結果は、端的に言って予期に反するものであった。すなわち、遺伝的に抵抗性であるはずのC57BL／6系マウスは、IL4遺伝子を組み込まれたエクトロメリアウイルスを投与（右後足裏の肉厚部に注射）されて平均八・六±一・二日後には一〇匹全部が死亡してしまった。同時に、感受性系統のBALB／cも同じ処置を受けて後平均七・四±〇・七日で全例（一〇匹）が死亡したのである。両系統とも同じような症状を呈し、死後の病理解剖・組織所見も同じであった。なお、それらの臨床および病理所見は同ウイルスの強毒株であるモスコウ株に感染したマウスで見られるものと一致した。さらに驚くべきことに、両系統を弱毒エクトロメリアウイルスで予め免疫後二八日経ってから、IL4遺伝子を組み込まれたエクトロメリアウイルスを感染させたところ、両系統でともに六～八日後には六割（五匹中三匹）のマウスが死亡したのである。

これらの実験結果は、第一に、ＩＬ４遺伝子を組み込まれたエクトロメリアウイルスがマウスに感染すると、体内でＩＬ４が大量に産生され過ぎ、免疫機能が攪乱されていることを示唆する。それを証拠立てる幾つかの免疫機能検査結果を著者らは記している。そして著者らは述べていないのだが、第二に、ＩＬ４遺伝子を組み込む操作によりウイルスのゲノム構成が変動し、ウイルスの毒力自体が増強された可能性も考えられる。さらには、これら両者が絡み合って、抵抗性マウスでの一〇〇％発症・死亡という驚愕的結果を招いたと考えるほうが妥当かも知れない。何れにしても、遺伝子組み換えというバイオテクノロジーが予想外の危険を秘めていることを物語る実験結果と解せられる。

以上のことから、安易に人体に対してバイオテクノロジーやその産物を適用することは厳に慎まねばならないと思う。また、野外でウイルスをベクターとして使うようなテクノロジーについては、生態系への影響にも十二分の注意を払うべきである。

4　SARSウイルスの突発出現

今ではＳＡＲＳ（重症急性呼吸器症候群、通称は新型肺炎）という語を知らない人はほとんどいないと思われる。この語ほど急速に人々の間に拡がった医学専門語は他に見当たらないのではないか。その情報伝播速度は、一九八〇年代初期のエイズ（ＡＩＤＳ）という語のそれを上回っているであろう。そして、二〇〇二年末に発生して以来今日まで、世界中に伝えられたＳＡＲＳ関連情報の多量さ多様さには圧倒される思いがする。余りにも大量の情報の洪水は、人々の正確な知識獲得や情勢判断にとり必ずしも適切ではない。このような状況にあっては、なかなか難しいことであるが、基本的に重要と思われる情報を幾つか手に入れ、しっかりとそれらを分析検討することが必要と思う。

病原ウイルスは未だ確定されていなかったが、ＳＡＲＳ流行に関するさまざまなことがようやく多くの人々に知られるようになった頃、私は入手できた限りの情報を取捨選択して考察したことを二〇〇三年四月短い文章にして、私たちバイオハザード予防市民センター編著の書物の一隅に大急ぎで載せた[11]。それは舌足らずの意見であったが、大きな誤りを含むものではなく、基本的には現時点（二〇〇四年五月）でも修正を必要としないと思う。その後、私は共同研究者の新井秀雄博士との共著で『技術と人間』誌の六月号と十一月号[12][13]にＳＡＲＳウイルスの突発出現について考えることを書いているので、以下それを下敷きにして論述する。なお多くの日本人のウイルス学・感染症学専門家が沢山の専門論文や啓蒙的解説論文・書籍を書いているが、なかでも最近出版された岡田・田代共著『感染症とたたかう』[14]のＳＡＲＳの章は最新の情報を取り入れ要領よく書かれており、現状を手取り早く知るうえで有益である。

今では、ＳＡＲＳを起こす病原体は、ＲＮＡウイルスであるコロナウイルス科コロナウイルス属に属する新型のコロナウイルスであることが、世界保健機関（ＷＨＯ）等によって確認されている。しかし、ＷＨＯは流行初期にはメタニュウモウイルスを原因とする説に傾いていた。新型コロナウイルス説が確認されるに至るまで、世界中の多くのウイルス関係研究室や検査室では大変な作業が行なわれた。それらの研究作業は、岡田・田代の著書[14]によれば、かつてない見事な国際的連携・協力の体制下で効率よく行なわれたという。

最大の流行国の中国では、二〇〇三年二月末頃に衛生当局（疾病予防センター）が原因をクラミジアとみなしていた一方で、中国軍当局は同じ頃死亡患者の肺組織の電子顕微鏡検査でコロナウイルスを見つけ出していた。この両者の連携は、官僚的傾向の強い中国では大層難しかったのであろう。中国もふくめ世界中が統一見解として新型コロナウイルスを原因と確認するまでの道程は、各国各様の縄張りや思惑も絡んで、決して平坦なものではなかったと思われる。

但し、エイズウイルスの発見をめぐるアメリカとフランスの間のスキャンダラスな争い[15]のようなことが、ＳＡＲＳウイルスに関しては起きなかったことは不幸中の幸いと評すべきであろうか。しかし、今後はＳＡＲＳの診断薬・治療薬やワクチンの開発が活発化するに伴い発生するであろう特許問題その他さまざまな社会的・経済的問題に関わる人々（研究者も含む）の間で、スキャンダルが起きないとは限らない。それは一般市民や患者にとって実に不幸な話である。

それゆえ、私たちはＳＡＲＳ問題を一典型とするバイオハザード問題を、単に病原学や感染症学が関わる健康問題としてだけ捉えるのでなく、社会的な倫理や人権の視点から捉えることも忘れてはならない。

さて、コロナウイルス属コロナウイルスと一口に言っても多くの種類があり、ヒトや家畜・家禽類さらにはいろいろな野生動物に元来固有の種類が分布・感染しており、それぞれが起こす病気もまた多彩である。ちなみに、成人の風邪の三〇％はヒトコロナウイルスによるものであると、病原微生物学の教科書は記載している。[16]従来の血清学的な分類法では三種類に大別されていた。最近の遺伝子解析による分類では、第一群はヒトコロナウイルスの特定株を始めとしてイヌ・ネコ・ブタ（胃腸障害や呼吸器障害）等に感染するコロナウイルス、第二群は第一群とは別のヒトコロナウイルス株、およびウシ・ブタ（脳炎）・マウス（肝炎）・ラットに感染するコロナウイルス、そして第三群はニワトリに気管支炎を起こすコロナウイルスと、三群に類別されている。そして、極めて注目すべき点は、ＳＡＲＳウイルスは遺伝子の塩基構成から見て上記の三群の何れにも該当せず、第四群とされるべき種類のコロナウイルスであったことである。

ともあれ、コロナウイルス属ウイルスの遺伝子の実体はＲＮＡであるので変異しやすいこと、およびコロナウイルス属ウイルスは一般に飛沫感染で生体に侵入し、気道粘膜の表層に感染する性質を持つことの二点を知っておく必要がある。

ＳＡＲＳに関わる最大の問題は、ＳＡＲＳウイルスがどのようにして突然出現したのかという問題である。そして、突発出現に関して考え得る仮設をひとつひとつ慎重に検討すべきであると私は思う[12]。それらを次に列挙する。

第一は、既知のヒトコロナウイルスの病原性に関連する遺伝子が何らかの理由で突然変異し、異常に高い病原性を持つコロナウイルスが出現した。

第二は、既知の家畜・家禽や野生動物のコロナウイルスが、何らかの理由で、ヒトに対しても感染し病気を起こすようなウイルスに突然変異して出現した。

第三は、ある種の野生動物と共生関係にあったかまたは軽い病気を起こしていた未知のコロナウイルスが、何らかの理由で人間社会に侵入し激しい病原性を発揮するに至った。

第四は、既知のコロナウイルスの遺伝子工学的実験が行なわれている過程で、意図的であれ非意図的であれ、病原性の強い新型コロナウイルスが人為的に作り出されてしまい、それが何らかの理由で実験施設外に漏出した。いわゆるバイオテクノロジーの隠された産物である。

これらのうち、第一・第二・第三の仮設は、自然界での生物進化の流れのなかで生ずる事象を理論的に推定したものであり、実験的にそれらを証明することは現段階では不可能である。但し、各種コロナウイルス株の遺伝子構成を比較検討して作成する分子進化学的系統樹を辿ることにより互いの類縁関係を推定することは可能である。この手法によって多くのウイルス学研究者は、第三の仮設が最も妥当とみている模様である[17][18][19]。つまり、既存既知のコロナウイルスの変異ではなく、野生動物に潜んでいた未知のコロナウイルス種が人間社会に侵入したのが、

SARSコロナウイルスであるというわけである。たとえば、根路銘国昭博士（動物資源利用研究所長）は、数十年前に鳥類のコロナウイルスから分岐して今のSARSウイルスになったと推定しているが、[20]それが今日まで何処に潜んでいたかは不明である。いずれにしても、今日まで人間社会に現われなかったのは何故か、との疑問の解明は次の重要問題であり、SARSウイルスの生態や疫学に関する一層地道な研究が期待される。

ともあれ、第三の考えに基づいて中国大陸に生息する野生動物、特に食用とされている野生動物に関心が注がれ、タヌキやハクビシン（麝香ネコ科）さらにはサル、コウモリ、ヘビ等々から相次いで、SARSウイルスとほとんどまたは全く一致する遺伝子構成のコロナウイルスが分離されたことが報じられるに至った。なかでもハクビシンは、一時最も疑わしい宿主動物と宣伝された。しかし、本当のところは未だ不明である。

第四の仮設として、私たちはバイオテクノロジーにより作り出されたウイルスが実験施設から漏れ出た可能性を挙げた。その作出が意図的（たとえば生物兵器として悪用するため）であるか非意図的（たとえばコロナウイルスの遺伝子操作の実験過程で偶然に作り出された）であるかは別として、とにかく人為的に作り出したか作り出されてしまったとみる仮設である。この仮設を裏付ける情報はいくつかある。たとえば、中国農業省にはコロナウイルスを研究しているグループがあること、[21]ロシアの学者がバイオテクノロジーにより作出されたウイルスであると推定していること、[22]中国通の著述家が生物兵器開発との関わりを示唆していることなどである。[23]

この第四の仮設の現実性を示唆する科学的傍証として、オランダのユトレヒト大学獣医学部ウイルス学研究所のB・J・ハイジェマ博士らの研究成果[24]を挙げることが出来る。すなわち、博士らはコロナウイルスの遺伝子を操作して、特定の動物種に関わる病原性を変化させる効率的な方法を開発したのである。博士らは、先ずコロナウイルス属の一種であるネコ伝染性腹膜炎ウイルス（略称：FIPV）の粒子表面に在って特定の動物種に感染するとき必要なスパイク（突起構造）の遺伝子を、マウス肝炎ウイルス（コロナウイルス属の一種）のスパイク遺伝子で置き換え、mFIPVと名付けた組み換えコロナウイルスを作り出した。このmFIPVはマウスの細胞には感染し活発に増殖したが、ネコの細胞には全く感染しなくなっていた。次いで、mFIPVに元のFIPVのスパイク遺伝子を導入したところネコの細胞への感染・増殖能が再現したのである。

端的に言って、ハイジェマ博士らの研究論文は、目標を決めてウイルスゲノムの遺伝子構成を組み換え、あるウイルスの固有の性質（たとえば、宿主特異的な病原性や毒力）を変えることは決して夢物語ではないことを示している。したがって、SARSウイルスを遺伝子工学の人為的産物であるとする仮設は十分検討されて然るべきである。とは言え、それを生物兵器開発と直ちに結びつけるのは早計であろう。何故なら、ウイルス学的基礎実験の過程で非意図的に作り出されてしまったのかも知れないからである。しかし、今後とも、生物兵器開発との関わりの可能性を見失うことなく多くの情報の分析・検討に努める必要はあると思われる。

さらに、ハイジェマ博士らの論文からは、コロナウイルス研究者が世界中にかなりいることを推察できる。バイオハザード予防の見地から見て、それらの研究者が全て今日的な予防の原則を守り、安全対策を確実に執ってウイルスを扱っているか否かも問題である。詳細は不明であるが、現に二〇〇三年九月にはシンガポールの大学付属微生物研究所で、また十二月には台北の国防大学予防医学研究所で、それぞれ研究者一名がちょっとしたミスかルール違反をしたために取り扱い中のＳＡＲＳウイルスに感染し発症したことが伝えられている。つい最近（二〇〇四年四月）にも、北京の疾病予防センターで実験室感染が起きたことが報ぜられている。感染が当事者だけに終わったのは不幸中の幸いと言うべきか。一般に、第一線の研究者は、成果を早く得ようとするあまり、安全対策を簡略化したり失敗を隠したりし勝ちである。こう言うことを念頭に入れて考えると、たとえば、失敗作の強毒遺伝子組み換えウイルスが人知れず実験施設外の環境に漏れ出てしまう可能性を否定するわけには行かない。ちなみに、一九七七年のインフルエンザ大流行は、中国のある研究施設に凍結保存されていた一九五〇年代流行のソ連かぜウイルス株（Ａ／Ｈ１Ｎ１型）が、何らかのミスで施設外に漏れ出たのが発端であると推測されている。[14][25]

ＳＡＲＳ問題を今日のバイオハザード問題の典型例と認識することは、バイオハザード発生予防に関わる多くの教訓を得るうえで極めて大事である。そして、関連情報の隠し立てない公開によってＳＡＲＳウイルス突発出現の謎を的確に解明することは、学問上の関心に止まらず、予防方策樹立の成否に深く関わることでもある。

5　米軍生物兵器研究センターにおける炭疽菌漏出事件

この章の最初で詳述したことだが、一九七九年に旧ソ連のスヴェルドロフスク市に在った軍施設からの炭疽菌漏出により同市の市民たちは大きな災害を蒙った。この事件はずいぶん昔のことであり、今では当時と異なり、その種のバイオハザード防止対策は格段に進んでいるから、そんな事件はもはや発生しないと考える人も多いかも知れない。けれども、実は最近、アメリカ軍の研究所でも危うく炭疽菌漏出による災害が起こる寸前の状態であったことが報ぜられている。[26] 私はその概要をバイオハザード予防市民センターのニュースレターで既に紹介しているので、[27] ここではそれを引用・再録する。

二〇〇一年十月初旬にアメリカの首都ワシントンその他数カ所で発生した炭疽菌郵送バイオテロリズムの余燼は未だ冷めていない。それなのに、二〇〇二年になってアメリカ陸軍の生物兵器研究センターで、実験区域外への炭疽菌漏出事故が発生したのである。同センターは、メリーランド州フォートデトリックにあるアメリカ陸軍感染症研究所の一部門であり、二〇〇一年のバイオテロ発生以来その調査・研究に関与している。

今回の事件の発端は四月八日にあると見られる。その日、一人の研究員は、炭疽菌検査室内に置いてあったフラスコの外側表面に何か沈積物が付着していることに気付いた。そして、検査室近くの管理室と廊下の限られた場所の調査で炭疽菌有毒株の芽胞が検出された。その後の検査により、同じ実験室で仕事をしている二人の研究者のうち一人（フラスコの汚染に気付いた人）からも同種の芽胞が検出された。他の一人からは検出されなかった。この二人は、以前に予防目的で炭疽ワクチンを接種されていたためか、幸い発病しないで済んだ。抗生物質の投与も直ちに行なわれている。

四月十二日には、同施設の一四二五号ビル内の八〇〇カ所以上で拭き取り材料の菌検索が行なわれ、新たに二カ所、つまりロッカー室および近接廊下で、炭疽菌芽胞の存在が確認された。その分離菌株は、前回分離・検出されたものとは違い、無害なワクチン株であったと言う。ともあれ、四月十九日には、同施設の職員一〇〇名全員を建物外に移動させて、ビル内環境の徹底的な汚染検査と消毒が行なわれた。ロッカー室には検査作業中に着ている予防衣類を脱ぎ入れる容器が置いてあり、それらの衣類の洗濯は施設外の業者（身障者も雇用している）に委託している。そのため、そこの従業員七名も鼻孔の菌検査を受けたが、全員陰性であった。

高度の安全対策（バイオセーフティー・レベル３、ＢＳＬ３）が採られている同施設の炭疽菌検査室では、室内の気圧は周囲区域の気圧より低圧になっており、出入時の着衣・履物類の取り替えやシャワーの使用等が義務付けられているはずなのに、何故このような漏出事件が発生したのであろうか。この場合、意図的に菌がばら撒かれた（つまりバイオテロ）とはほとんど考えられない。結局、空調機のちょっとしたトラブルがあったのか、無意識的な作業ルール違反があったのか、何れにせよ非意図的な過誤により発生した事故であると思われる。関係当局は、職員が何らかのルール違反（たとえば、手をきちんと洗わなかったり、予防衣類の取り替えを怠ったり、汚染物の処理を誤ったりなど）を犯したものと見ているようである。

一方、同施設所在地の市長は、同施設や国防総省がいち早く市長宛てに事故発生を通報せず、マスコミに発表してから二、三時間後にようやく知らせてきたことを厳しく批判している。そして、身障者が働いている洗濯会社にまで汚染が拡がっている可能性もあるとの警告を市当局にしなかったことは、きわめて遺憾であると述べている。なお、同施設は洗濯会社従業員の菌検査は実施したが、同社の作業環境や器械類の汚染検査実施については何故か明言していない。

この事件は、病原体実験施設がバイオハザード発生の元凶になる可能性のあることを明白に示した事件である。幸い、周辺社会への感染拡大はなかったが、もし拡がっていたらスヴェルドロフスク事件と同類の事件になっていたであろう。

またこの事件は、アメリカ陸軍感染症研究所指揮官のE・エイツエン大佐が述べていることだが、病原体等の高度封じ込め実験施設では、施設内外の環境について汚染区域、非汚染区域指定に関わらず全区域にわたり、日常の定期的な病原体等の存否調査を実施する必要があることを物語ってもいる。

なお、疾病予防・制圧センター（ＣＤＣ）によると、この事件とは直接関係はないが、二〇

○一年のバイオテロ関係試料の検査を受託していたテキサス州の検査会社の従業員一人が、検査試料処理中に感染して皮膚炭疽を発症したとのことである。

この事件のようなことは、わが国の病原体実験施設（たとえば、国立感染症研究所）でも起こらないとは決して言えない。施設内外環境の病原体存否の定期的調査を、わが国のこの種施設に対し一日も早く義務付ける必要を痛感させられる。

第4章　わが国におけるバイオハザード対策の問題点

1　基本的に欠けていること

これまで述べてきたバイオハザードの多彩な様相を顧みると、それらに的確に対処し、災害を最小限に止めることの難しさを痛感させられる。それを達成するには、実験施設当事者の努力だけでは到底不十分である。先ず、専門家集団は生起したバイオハザードの原因を迅速・確実に解明し、それを市民に向け公表し、社会的に実行可能な科学的対策を提案せねばならない。それとともに、市民の側でも専門家の意見を尊重して、バイオハザードの監視・予防の体制を造り上げ、社会全体として防御活動に取り組むことが是非とも必要である。

ところが、わが国では何事についても〝専門家〟である当事者に任せておけば良いとする風潮（〝餅は餅屋に〟との風潮）が、専門家の側にも市民の側にも根強くあり、両者の協力などは非現実的とされてきた。しかも、専門家と言われる人たちは、後に再び触れるが、実はそれぞれの流儀によってバイオハザード対策を採っているに過ぎず、政府ないし国家の責任でバイオハザード対策が組織的に検討・立案・推進されることはほとんどなかった。そして、仮に公衆衛生行政当局や環境行政当局が、バイオハザード問題に取り組む意向を持ったとしても、その根拠になるはずの病原微生物取り扱いを規制する法律が全く存在しないので、当局のご都合次第にならざるを得ないというわけである。

実際問題として今日でも、病原微生物や遺伝子組み換え微生物は、それらの研究や検査に関係する人々の自由意志で何らの規制も受けることなく取り扱われている。そして何処で誰がどのような病原体を、何の目的でどれくらいの量、どのように保存したり培養したりしているかといった情報を確実に掌握している国家機関は存在しないのである。つまり、どのような微生物であれ、誰でも何処でも何時でもそれを取り扱うことが出来るというわけである。

その恐るべき実例は、今から約十年前のオウム真理教事件の際に判ったことであるが、信徒の「科学者」たちが炭疽菌やボツリヌス菌を秘かに培養し、それらによるバイオテロを画策し、不成功ながら一部実施（炭疽菌放出）したことである。それらの菌株の入手経路は今もって不明である。彼らは天然痘ウイルス株やエボラウイルス株の入手も企図していたという。このようにいわば野放し状態で病原微生物が取り扱われている事実は、バイオハザード発生時の原因追求や具体的対策実施を困難にする根本的理由の一つになっていると言えよう。

2　病原微生物実験施設で採られている方策

わが国の病原微生物を取り扱う専門家たちの間では今日でも、東大伝染病研究所（現在名：東大医科学研究所）学友会編の『細菌学実習提要』（丸善刊、初版一九三八年）や国立予防衛生研究所（現在名：国立感染症研究所）学友会編の『ウイルス実験学総論』（丸善刊、初版一九六四年）

などが適時に改訂されながら、この分野の最も規範的な実験指導書として通用している。それらに従って病原細菌・ウイルスの実験や検査をする限り安全に事を進められるとの確信が、専門家たちにはある。事実、それらの実験技術書の教えを守ったのに感染事故が発生したというようなことは滅多に聞いたことはない。その限りで、専門家たちの確信は正しいと言える。そのためか、一九七〇年代後半、遺伝子組み換え実験の規制についての議論が盛んになった頃、「そのような規制は、病原微生物を取り扱ったことのない理学部や農学部系の微生物研究者には必要かも知れないが、普段から指導書に従って実験している医学部系の研究者には不必要だ」などといった高慢で浅薄な研究者の意見が私の周辺でも聞かれたものだった。

しかし、よく考えてみるとこれらの実験指導書は、研究者たちの経験と知識を前提に編まれたもので、あくまで実験室におけるバイオハザードつまり実験室内感染事故の発生防止を目指したものに過ぎない。それ故、実験室から周辺社会へのバイオハザードの浸透とか社会の中でのバイオハザードの発生とかを防止するという視点を欠いているのは当然であり、今日的なバイオハザードの発生を見つめて広く社会に通用させるにしては、不十分・不完全ということになる。このように考えると、上記の研究者の高慢・浅薄な意見が誤っていることは明白である。

一九七〇年代以降、病原微生物に関しては、個人および社会に対する危険性の小さいものから大きいものまで、四段階（クラス一からクラス四まで）に分類し、各段階に応じた防護施設・設備・装置・器具および実験マナー等々を規制することが広く行なわれるようになった[1]。但し、国家的レベルつまり公衆衛生や環境衛生関係の行政当局による規制ではなく、あくまで実験者や実験施設当局による自主規制の域に止まっている。具体的には、国立の一研究機関であるに過ぎない国立感染症研究所（旧名：国立予防衛生研究所）が所の内規として決めている「病原体等安全管理規程」の付表に記載されている病原体の危険度分類が世の中に通用している。つまり、国内の公・私立研究機関・大学研究室・衛生検査機関等々はほとんど例外なく国立感染研の病原体危険度分類を採用しているということである。

なお、ここで注目したいことがある。それは前記の四段階の呼称が今ではバイオセーフティーレベル（ＢＳＬ）となり、レベル一からレベル四までの分類になっている点である（「安全管理規程」の一九九九年四月版参照）。すでに第1章第5節でも述べたことであるが、〝バイオセーフティー〟のような日本語に訳し難い用語は使うべきでないと私は思う。病原体の危険性または危険度と言えば簡単・明瞭に解るのに、片仮名英語をわざわざ使うのは、専門家たちが人々への目眩ましの意図を秘めていることの証拠でもある。ちなみに、「安全管理規程」別表１「バイオセーフティーレベルを分類する基準」では、〝危険度〟という語が使われている。このように感染研の規程には首尾一貫しないところがあるということを考えると、全国の関係機関がそれに準拠するだけでバイオハザード予防体制は万全だなどと果たして言ってよいものか否か、すこぶる疑問である。

さらに、遺伝子組み換え実験に関しては、アメリカその他世界各国のやり方に準じてわが国

において も、〝物理的封じ込め〟と〝生物学的封じ込め〟という二つの手段を執ることにより実験を安全に遂行するとの考えが一般化している。

〝物理的封じ込め〟は、実験に内在する危険性を考慮して実験室隔離の度合いおよび実験室や安全キャビネットからの排気や排水の規制度合い、さらには実験者の実験マナー（実験室への入・出時の専用予防衣類・履物の着脱、手指等の消毒、器具・器材の搬入・搬出等々のやり方）に緩・厳の度合いを決めて、総合的にＰ１からＰ４までの四段階に類別して規制することである。なお、病原微生物実験の場合にこのＰ１からＰ４の物理的封じ込めシステムは、それぞれ病原微生物の危険度分類に対応して適用されている。

〝生物学的封じ込め〟は、実験者が目的とする遺伝子組み換え実験に使用する宿主とベクターの種類およびその両者の組み合わせの種類を規制して安全を保つことを言う。しかし、たとえば使用を認められていて実際最も広く使われている宿主である大腸菌K12株についてみると、実験室外環境でも生存・増殖できるような変異が現われており、その意味で〝生物学的封じ込め〟概念はもはや成り立たないとも見られている。[2][3]

従来は旧科学技術庁や旧文部省がそれぞれ似たような「組み換えＤＮＡ実験指針」を別々に公布して、関係する公的研究機関、企業および大学等での遺伝子組み換え実験を行政的にある程度管理していたが、文部科学省が発足して二〇〇二年には実験指針や管理体制も一本化された形となり（平成十四年一月三十一日、文部科学省告示第五号）、それなりに解り易くはなった。しかし、これらの指針は主として研究者側からの要求により、国際的に歩調を揃えるとの大義名分を掲げて既に何回も緩和・修正されている。たとえば旧科学技術庁の指針は一九七九年八月二十七日に決定されて以来一九九六年三月二十二日付けの改訂まで大小一〇回にも及ぶ改訂が行なわれている。これらの改訂の流れの中で、バイオテクノロジーの暴走を憂慮する市民や市民的立場に立つ科学者の意見はほとんど顧みられていない[4]。

病原微生物実験施設に関して、もう一つ無視できない重要問題がある。それは、その種の施設の立地条件を規制する法律がわが国には何もないということである。つまり、病原体や遺伝子組み換え体の実験施設はどのような立地条件のところ（たとえば、人口の密集している住宅地域）に設置されようと、法的には何ら咎め立てられることはないのである。居住権・生活権・健康権のような基本的人権に基礎を置いた安全性の原則から考えれば、このような事態は決して容認できないことである。現代においてこの種の実験施設で働く人々は、自らの施設の立地条件についても冷静・客観的に省察し正しい意見を持ち、不適であれば移転等を含む改善の行動を執るべきではないか。この問題については、次の「予研＝感染研裁判」の節で再度触れる。

3　バイオハザード予防のために始められた予研＝感染研裁判

この節では、わが国におけるバイオハザード対策の不十分さに対する市民の側からの批判的運動の典型例として、東京都新宿区戸山の住民と早稲田大学教職員の有志が起こした予研＝感染研裁判運動（以下感染研裁判と略す）を採り上げ、その中で論じられてきた問題を紹介する。

なお、この裁判運動については、その中心的推進者であった故芝田進午広島大学名誉教授らによる多くの詳しい記録的・理論的著述[5〜10]が既に出版されているので詳細については是非それらを読んで頂きたい。ここでは、私が簡単に要約して既に公表した論文[11]を下敷きに少し詳しく述べることにする。

感染研裁判の経緯

ＪＲ山手線目黒駅近くに在った旧予研庁舎は、その半分以上が第二次大戦中の旧海軍大学の建物であったが、一九八〇年代には老朽化が著しくなり、そこでの研究活動の円滑な遂行は困難な状態になっていた。そのため、研究所当局だけでなく、多くの職員もまた庁舎の建て替えもしくは移転を望んでいた。労働組合や研究者の自主組織である学友会も将来計画運動の中でその願望の実現を求めていたのであった。職員らの要求は快適な環境で真面目に働きたいとの基本的人権に根ざす当然の要求であった、と私は今でも思っている。

ところが、一九八三年七月にいわゆる「抗生物質不正検定事件」が発覚し、関係者が刑事罰を受け、所長の引責辞職のような事態も発生して以後、それまで厚生省に対し批判的態度を執ることの多かった旧予研に対する厚生省の官僚統制が一気に強くなり、上記の職員らの要求は

国立感染症研究所周辺

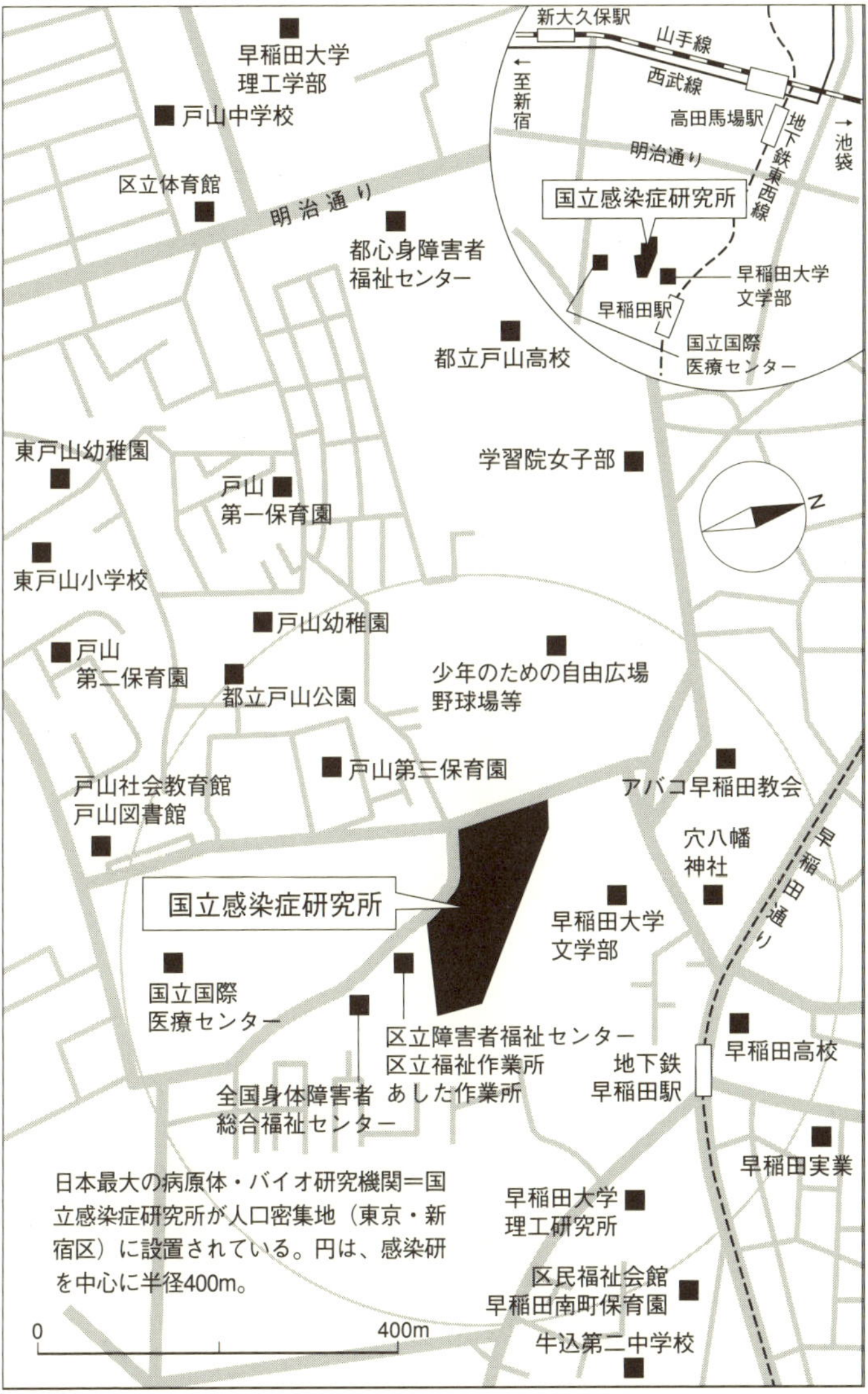
新大久保駅
山手線
西武線
至新宿
高田馬場駅
地下鉄東西線
→池袋
明治通り
国立感染症研究所
早稲田大学
文学部
早稲田駅
国立国際
医療センター
早稲田大学
理工学部
戸山中学校
区立体育館
明治通り
都心身障害者
福祉センター
都立戸山高校
学習院女子部
N
東戸山幼稚園
戸山
第一保育園
東戸山小学校
戸山幼稚園
戸山
第二保育園
都立戸山公園
少年のための自由広場
野球場等
戸山第三保育園
戸山社会教育館
戸山図書館
アバコ早稲田教会
穴八幡
神社
早稲田通り
国立感染症研究所
早稲田大学
文学部
国立国際
医療センター
区立障害者福祉センター
区立福祉作業所
あした作業所
全国身体障害者
総合福祉センター
地下鉄
早稲田駅
早稲田高校
早稲田実業
日本最大の病原体・バイオ研究機関＝国立感染症研究所が人口密集地（東京・新宿区）に設置されている。円は、感染研を中心に半径400m。
早稲田大学
理工研究所
区民福祉会館
早稲田南町保育園
牛込第二中学校
0
400m

逆手に取られるようになってしまった。

そのような情勢下で、厚生省は新宿区戸山に在った国立身体障害者リハビリテーションセンターの跡地に予研の新しい庁舎を建設するとの方針を示した。身障者にとっての利便を無視または軽視して、その施設を遠く所沢に移転させた厚生省の政策がそもそも問題であった。それに加えて、住民の健康や環境を考慮することもなく財政上なるべく安上がりに済ませることを最優先に考えて、予研の巨大な病原体実験施設を身障者センターの跡地に建設しようという厚生省の方針は実に安易なご都合主義的なものであった。

一方、前述のような事情で厚生省の官僚統制に抵抗できなくなってしまった予研当局は、この機を逸しては新庁舎建設の希望を実現できないとばかり唯々諾々と、厚生省の方針・指示に従った。このとき予研の職員にはごく少数の人を除き当局の方針を批判し、反対する人はほとんど見当らなかった。少数の職員からの「戸山は不適地であるからもっと予研にふさわしい広大な適地を選べ」との声[12][13][14]は当局により黙殺された。つまり、予研全体としては、周辺住民の人権に対する配慮が全く欠けており、ましてバイオハザード予防の見地を貫く姿勢などはなかった。ただひたすら、自分たちだけが快適に勤められ能率良く研究できればと願い、いわば公務員研究者の特権を守ることにだけ意を注いでいたのであった。

一九八六年頃には予研内の雰囲気はほとんど戸山移転計画実現の一色になった。但し、全厚生職員労働組合予研支部は一九八七年十月三十一日号の支部ニュースで戸山移転問題を特集し、移転計画が職員の合意なしに上意下達式に決められたことを批判した。また、全厚生委員長は、「戸山研究庁舎建設の本工事再開に反対する申し入れ書」を厚生省保健医療局長宛てに提出した。しかしそれを最後に、労働組合からの戸山移転に対する明確な批判や反対の声は発せられなくなった。

一九八六年七月、予研・厚生省は戸山庁舎の建設計画を初めて近隣市民に発表した。住民や早稲田大学（とくに近接する文学部）の教職員たちは、計画への疑問や反対を表明して数多くの公開質問状を予研・厚生省に提出した。予研は、市民に対する説明会を三、四回開いたが、市民の鋭い質問にしばしば立往生した。それ以外は誠意ある回答を滅多に寄せることなく、一貫して官僚的・権力的に市民に対応するばかりであった。つまり、公共機関としての説明責任を果たさず、予研の必要性・安全性を一方的に信ずることを市民に求めたのである。それは、市民の眼にはあたかも「民は之に寄らしむべし、之を知らしむべからず」とした封建君主の態度と同様に映じた。残念なことに、このような予研当局の態度に対して本来、批判的であるはずの民主的職員諸組織（労働組合予研支部・学友会・日本科学者会議予研分会など）は、批判や反対の筋を通すことを避け、当局主導の流れを容認し、市民との連帯を放棄して今日に至っている。

予研当局は、工事着工を焦り一九八七年九月二十八日に数戸の住民（予研安全期成同盟と称す）と密かに移転承認の協定書を取り交わした。しかし、この同盟は決して住民多数の意志を代表するものではなく、その協定書はこの種の市民運動にとり最悪のモデルとさえ言われている。

現に周辺地域の町会長八名は予研所長宛てに、住民多数を無視した協定書は無効であり、町会組織は予研庁舎建設にあくまで反対である旨を申し入れた。

一九八八年十月、反対する市民や早稲田大学を無視して、予研は強引に整地工事を始め、周辺に騒音・振動・トラック排気ガス等々の迷惑を及ぼした。この間、埋蔵文化財や旧陸軍七三一部隊（生物兵器開発部隊）の残虐な人体実験による外国人犠牲者のものと見られるたくさんの人骨が掘り出されたというようなハプニングもあった。そして、同年十二月十三日に予研所長は、警視庁機動隊の支援を要請し、その武力により市民・早大学生らの反対行動を弾圧・排除し、建設工事を開始するに至った。

今にして思えば、わが国における典型的なバイオハザード予防の市民運動は、このように最初から国家権力との衝突で始まったわけである。市民側は、翌年三月五日に「予研裁判の会」を結成し、三月二十二日には東京地方裁判所に訴状を提出した。その時点での原告人数は一八二名、原告団長は芝田進午広島大学教授であった（二〇〇一年三月、芝田氏逝去のため、次の団長には武藤徹氏が就任し現在に至っている）。

この裁判の第一審（東京地裁）は二〇〇一年三月二十一日に判決を下した。それは、原告市民らの期待に反し、原告らの請求を全面棄却するという不当な判決であった。原告団は四月十日、東京高等裁判所に控訴した。高裁での裁判は二〇〇三年九月二十九日の判決で終了したが、その判決は一審判決の取り消しを求めた原告の要求を棄却するものであった。原告市民らにとり若干の救いとなったのは、感染研戸山庁舎およびその周辺で関わってバイオハザードの危険が生ずる可能性のあることを暗に認める文言が、高裁判決文の中に入っていた点である。

すなわち、判決文二五頁に「ひとたび病原体等が（感染研から：引用補注）外部に排出、漏出されるような事態が発生すれば、その病原体等の病原性、感染力、漏出量および伝播の範囲等の条件如何によっては、最悪の場合には回復が事実上極めて困難な甚大な被害を招来する危険性があることは何人も否定することができないであろう」と書いている。これにより、感染研が周辺社会にバイオハザードをもたらす危険性を潜在させているということを、高裁は冷静に認めていると解されよう。

ともあれ原告市民らは、高裁判決を承服することなく同年十月二十三日付けで最高裁判所に上告手続きを済ませ、その反応を待っている状態である。

感染研裁判の争点

反対運動のごく初期における市民の主たる反対理由は、感染研新庁舎による日照権侵害であった。この点は感染研側の設計変更によりほぼ解決した。けれども、運動が進むにつれて、新庁舎内には多数の病原体隔離実験室（P３クラスの厳しい隔離条件下で実験を行なう施設）や感染動物実験室が造られることが市民に注目されるようになった。そして、一九八七年一月頃からは、多種類の病原体を大量に取り扱う感染研施設の「安全性」が十分に保障されない限り、感染研庁舎の存在は周辺住民の健康や環境にとり深刻な脅威となる可能性があるということが最大の反対理由になった。つまり、市民レベルでのバイオハザード予防運動の始まりである。

裁判で原告は、バイオハザード予防の観点から、感染研庁舎のハード面（建物、設備）およびソフト面（実験規則、病原体や実験動物の取り扱い規則、防災規則、廃棄物処理規則、職員の健康管理・教育・訓練対策等々）における危険性や不完全性を指摘して批判するとともに、新宿区戸山という第二種住宅専用地域（一九九二年の都市計画法・建築基準法の改正にともなう一九九六年度の年計画変更告示により、現在は第一種中高層住宅専用区域となっている）に感染研が所在することの問題性、つまり立地条件の不適切性を強く主張し、適地へ早く移転するよう要求した。他方、被告（感染研、厚生省）は新庁舎の安全性や完璧性とそれが戸山にある必要性を力説し続けた。

原告側からは、芝田進午原告団長のほかに市川定夫埼玉大学教授、私（当時愛知大学教授、元予研筑波医学実験用霊長類センター所長）、新井秀雄予研細菌部主任研究官、富永厚早稲田大学教授、天方宏純新宿区障害者団体連絡協議会事務局長、川本幸立バイオハザード予防市民センター事務局長ら、計六名が証人として出廷し、感染研が多種多量の病原体や遺伝子組み換え体を日常的に取り扱っていることに由来する潜在的な危険性、建物・設備の欠陥、周辺の人々への人権侵害さらには周辺環境への悪影響等々について、それぞれ市民的立場に立っての批判的意見を陳述した。

被告側からは北村敬富山衛生研究所長（元予研ウイルスリケッチア部長）および山崎修道予研

所長が証人となり、原告側の問い掛けを無視して、予研は国内におけるバイオハザード予防の指導的立場にあり、その業務遂行により周辺住民や環境に被害を与えることのない安全な機関である旨を、一方的に極めて尊大な官僚的態度で証言した。山崎氏に至っては、「こんな裁判で貴重な時間を取られては迷惑である」とまで言い放ち、傍聴者の顰蹙(ひんしゅく)を買った。そして両人は、病原体等実験施設の立地条件についての根本的議論を避けて、ハード面とソフト面が完全であれば、どのような土地であれ病原体施設を設置してもよいのだとの考えを基礎に、感染研の戸山立地を全く問題なしとして合理化したのである。

この裁判では、感染研戸山庁舎の施設・設備・実験管理体制等について外国の科学者による査察とその報告書（裁判所宛）の提出も行なわれた。[8][15] 原告推薦の査察者二名は、C・H・コリンズ博士（英国人、世界保健機関顧問）およびD・A・ケネディ博士（英国人、クランフィールド大学医生物学センター客員研究員、元英国保健安全局査察官）で、他方、被告推薦の査察者二名はJ・リッチモンド博士（米国人、米国疾病予防センター保健安全部長）とV・オビアット氏（英国人、元米国国立衛生研究所職員）であった。

原告推薦の二名は、立地条件もふくめ戸山庁舎の多くの欠陥を指摘し、周辺住民や環境への悪影響を考慮し、他の適地に移転するよう勧告する報告書を提出した。被告推薦の二名の報告書は、裁判所が指定した提出期限より遅れて提出されたが、その内容は貧弱であり、幾つかの短期・中期・長期的な改善点を指摘しつつも現在地に在ることは問題視するに当たらずとした。

それは、感染研の言い分を丸呑みにしたものであった。

また、被告側査察者の報告書に関して感染研（具体的には、当時感染病理部長で現所長の倉田毅氏）は実に醜い不正行為を犯した。それは、リッチモンド氏とオビアット氏の署名を偽書きした「報告書」を裁判所に提出したことである。国際的な汚辱行為であるばかりか裁判冒瀆の行為でもある。

原告側は、署名が偽書きであることに気付き鑑定人の鑑定を受けたうえで、私文書偽造・同行使として感染研関係者を告発した（一九九八年六月十九日）。感染研はこの告発に遇い、慌てて両査察者から署名代行依頼書なるものを取り寄せ、釈明文とともに裁判所に届けたのである。呆れるばかりに狡猾なスキャンダルではないか！　国家権力を背景に感染研当局者が「バイオハザードは発生しない」と断言するとき、その背景にはこのような事情が潜んでいることもあるということを、市民としては見逃すわけには行かない。しかし甚だ遺憾なことに、原告らの告発は検察庁により受理されたにも拘わらず、何故か第一審判決後の二〇〇一年九月十一日付けで倉田氏らは不起訴処分とされてしまったのである。

感染研裁判の特徴

既に十五年以上にわたって市民運動として展開されている感染研裁判は、ひとくちに言ってバイオハザードの発生を予防するために市民の側から提起された裁判である。多数の原告市

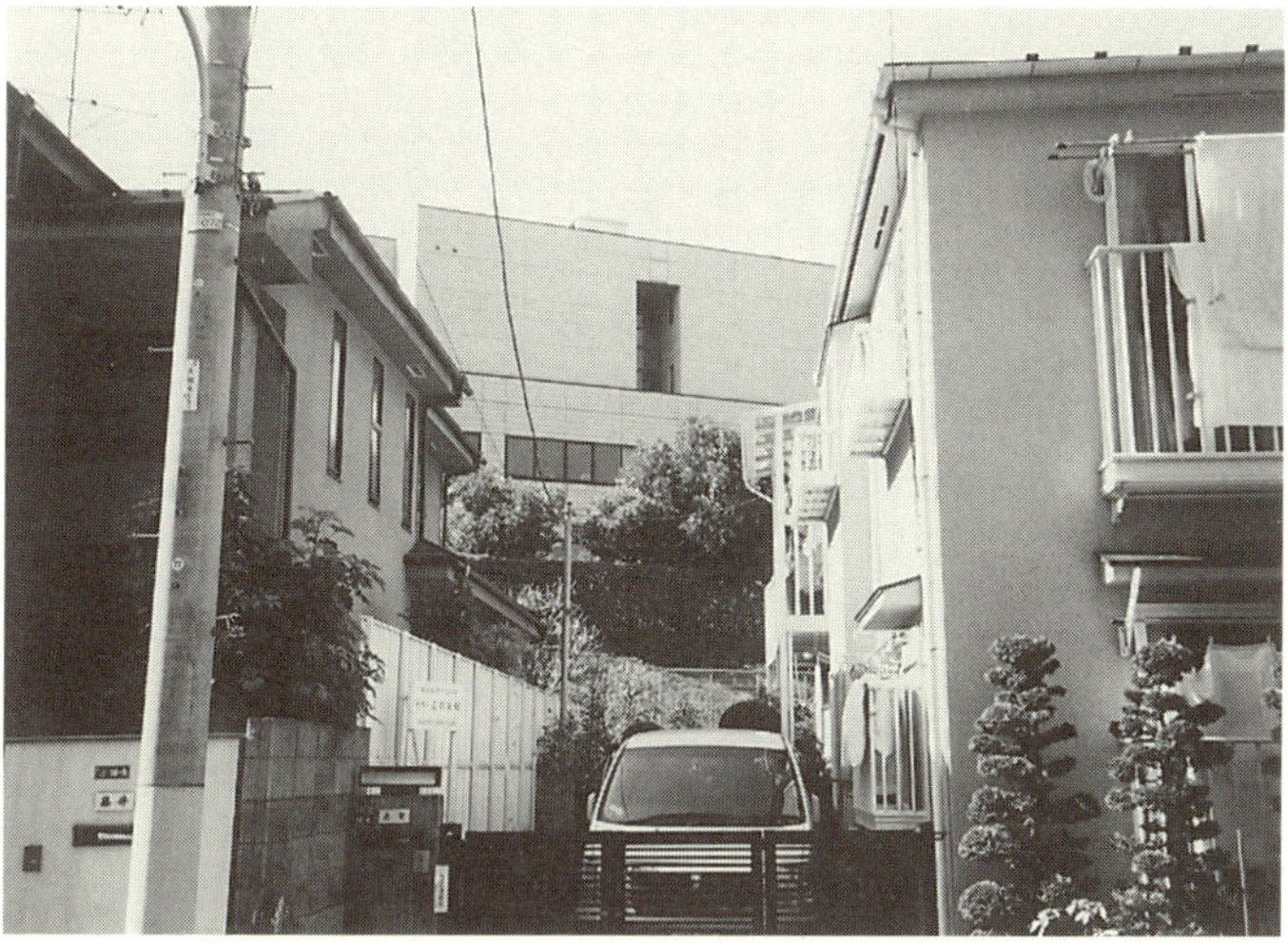

近隣住宅から見上げる感染研

民が一団となって「感染研裁判の会」を結成し活動するとともに、一般市民や早稲田大学教職員数百名によって「感染研裁判を支援する会」が組織されており、「感染研裁判の会」の活動を支援している。これらの活動が形造ってきた感染研裁判には、次に列挙するような幾つかの特徴が認められる。

(1)　この裁判は一種の公害裁判とみることができる。しかし、多くの被害が発生した段階で被害者の救済や加害者の処罰を求める一般の公害裁判とは明らかに異なる。それは、被害が発生する可能性を問題として、加害行為を犯す可能性のある人や組織に対し〝予防原則〟に則り、事前の対処（この裁判では感染研の戸山から別の適地への移転処置）を求める裁判である。したがって、今後ますます増加し、重要になると予想される「生命や環境を守るための裁判」のモデルとして注目すべきである。

(2)　この裁判は早大と感染研という二つの学術研究機関どうしの衝突という特徴も持っている。多数の早大教職員有志が「裁判の会」や「裁判を支える会」に参加しているだけでなく、早大当局も感染研への意義申し立ての姿勢を崩していない。このような裁判例はほとんど前例がないであろう。

(3)　参議院環境特別委員会（一九九六年二月二十八日）において、岩垂環境庁長官は、感染研の戸山立地は問題であり、バイオ施設への法的規制が必要である旨の見解[16]を述べている。つまり、被告である「国」の環境行政当局は、厚生行政当局や感染研当局とは異なり、原告と一致する意見を持っているわけである。感染研裁判がこのような関係の中で進められていることも注目に値する。

(4)　労働組合を始め感染研職員の自主的・民主的諸組織が原告市民との連帯を回避して、感染研当局の方針を追認しているにも拘わらず、現役職員の一人（新井秀雄主任研究官）が勇気を持って当局批判を続け、原告市民の側に立って裁判に協力している。[17]このような裁判もほとんど前例がないと思われる。

(5)　この裁判は、いわゆるバイオ裁判として国際的にも注目されている。たとえば、原告市民の代表であった故芝田進午氏は何度か外国の紙誌に寄稿し（たとえば、文献18）感染研裁

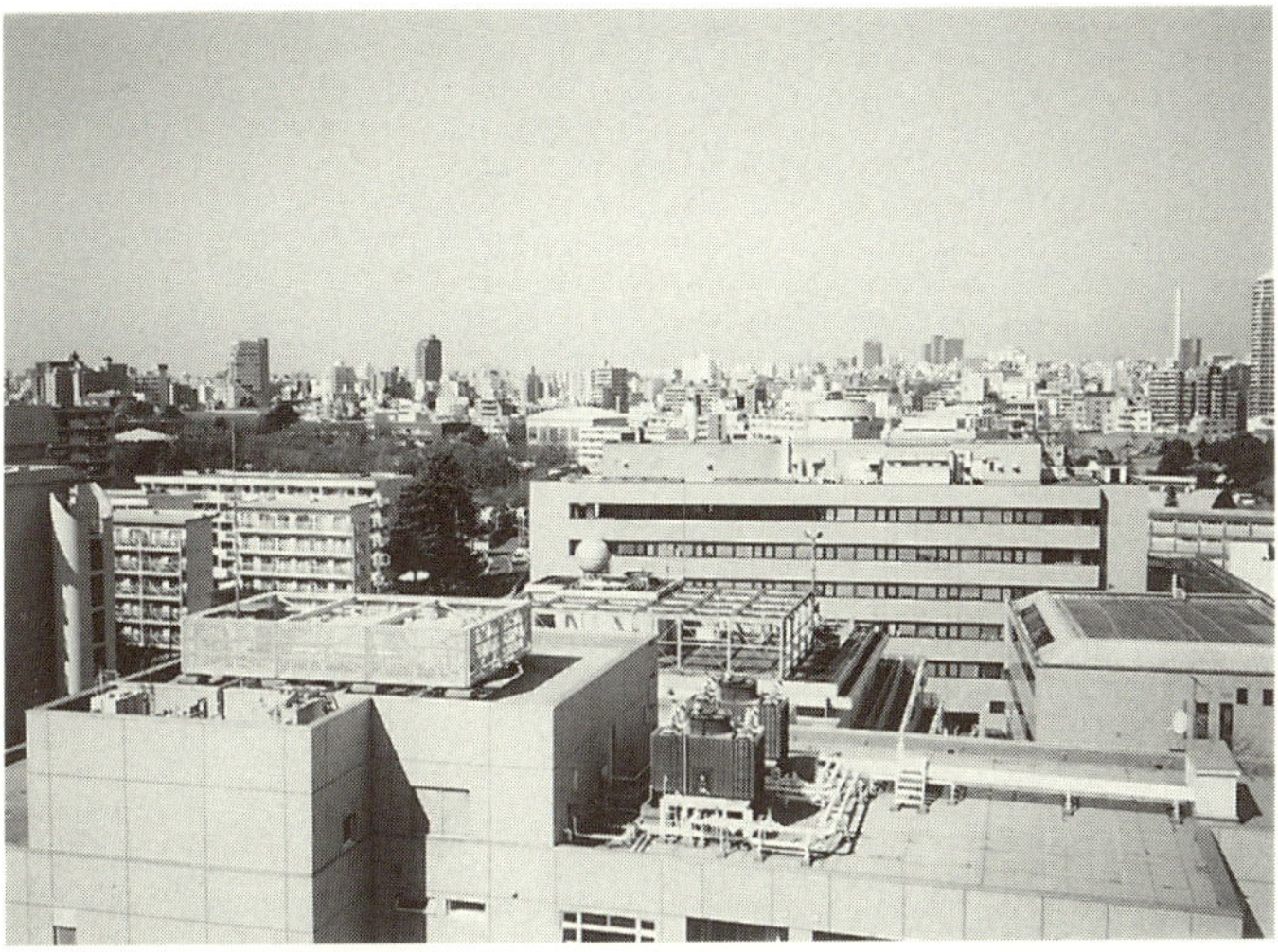

隣接する身障者福祉センターから見た感染研、左の建物は医療センター看護師宿舎。感染研のすぐ背後には早大文学部がある。

判を世界の人々に訴える努力を重ねた。また、外国人科学者による戸山庁舎の査察も実現した。芝田氏を中心とする原告市民らが努力した国際的働きかけのひとつの効果として、世界保健機関（ＷＨＯ）が一九九七年一月に刊行し普及に努めている「保健関係実験施設の安全性」と題する規範書には、〝病原体実験施設は住宅地や公共施設・主要道路から離れて立地すべきである〟との規制意見が盛り込まれるに至った。

(6)　この裁判の基本構図は、バイオハザード発生の可能性を如何に認識するかという問題を軸にして「市民の人権対国家機関である感染研の職員の特権」がぶつかり合う様相を示している。すなわち、市民は健康と環境の保全を求め、平安に生活して行くうえで感染研戸山庁舎が重大な障害をもたらすと判断して提訴した。他方の感染研は、通勤に便利な地区で仕事をしたいとの職員の願望を盾に感染研の業務の国家的重要性のみを一面的に強調し、戸山は業務遂行の適地であるとして、自分たちの官僚的特権を守るべく市民に対し傲慢・不遜に対抗しているのである。

第1審・第2審判決の誤謬

過去一五年余にわたる原告始め多くの市民のさまざまな闘いの結果、科学的論争面でも国内世論の面でも、さらには国際的関心を得る面でも原告は成功し、被告の誤りは徹底的に批判された。この意味で原告は既に勝利したと言える。しかし、はなはだ遺憾なことに裁判そのものでは、以下に要約するように原告市民は、第一審・第二審とも敗訴した（本稿執筆の時点では、最高裁に上告中である）。

裁判の判決が常に真理や正義を反映するものとは限らないことは、多くの先例の示すところであるが、端的に言って、感染研裁判の一審・二審判決はいずれも誤謬と曲解に満ちたでたらめなものであった。それは、原告市民の主張にはほとんど全く耳を貸すことなく、ただ一方的に被告感染研の言い分を丸呑みにして書き上げたもののようである。バイオハザード関連の訴訟が今後増えると思われる情勢下、この判決が粗悪な先例となって市民の人権が無視されるようなことのないよう願わずにはいられない。

第一審判決の基本的問題点は、この裁判が公害型訴訟であることを否認し、単なる不法行為法理（民法七〇九条）の枠内での訴訟とした点である。それ故に、違法性の主張の立証責任（本件では、感染研にはバイオハザード発生の危険があり、安全な施設ではないという証拠の提示）を原告に課したのである。たとえば、高性能空気濾過装置の効能に信頼が置けず、あるウイルスが漏れ出ているのではないかという憂慮を原告が表明したとすると、裁判所はその漏出の証拠を原告に提示せよというわけで、土台無理な話である。改めて言うまでもなく、病原体漏出の有無を常時点検するという公的な責任は、被告感染研が負うべきことである。従って、このような判決は、現代における数々の公害・環境訴訟さらには薬害訴訟において定着してきた見解、つまり被告に立証責任があるとする見解から何も学んでいない時代錯誤的な判決と言えよう。この点は第二審判決も同類である。

次に、第一審判決はバイオハザードの特性についての著しい認識不足の産物といえる。たとえば、病原体が施設から漏れてもそれを迅速・的確に検出するのは非常に難しいこと、被害は不顕性状態のまま経過する場合とか長い潜伏期間を経てようやく顕在化（発病）する場合とかがあること、また被害がじわじわ拡大する可能性のあること等々、バイオハザードの特性について正確に理解して書いている判決とはとても思えない。そして、感染研に潜在・顕在するバイオハザードの可能性を〝予防原則〟に基づいて詳細に指摘する原告の意見に対し、非現実的であるとか具体性がないとかの反論をして、予防原則についての自らの無理解と不勉強ぶりを露呈している。この点について第二審判決は、既に述べたように若干改善された意見を述べている（本節の「裁判の経緯」の項（一〇八～一〇九頁参照）。

第一、二審ともにバイオテクノロジーについての理解も一面的であり、ばら色の夢だけを主張するバイオテクノロジー推進派の意見を尊重している。その反面で、原告が提出したバイオテクノロジーの基本的性格・内容についての批判意見を、科学者らしからぬ意見だとして否定もしくは黙殺する。バイオテクノロジーの科学的評価は、正負両面を今後とも長期にわたり適切に見極めてなされるべきであり、この意味では未だ真の決着はついていない。けれども、バイオテクノロジーは余りにも急速に産業化されてしまったために、それについての冷静な学問的検討は不十分なままの状況である。裁判所がこのような問題に関わるときには、とくに慎重さが求められるはずである。にもかかわらず、判決は余りにも性急に推進派の意見を採り入れて被告を擁護する結果となった。中世の宗教裁判のようである。

第二審では、二〇〇一年四月一日施行の情報公開法に基づき原告側市民は、感染研当局に対し多くの資料の開示を求め、入手できた資料を裁判で活用すべく努めた。それらの資料には、第一審法廷での原告主張の正当さや被告主張のでたらめさおよび第一審判決の誤謬を裏付ける内容が数多く発見されており、新たな証拠として弁護団から高裁法廷に提出された。

それらの資料は、第一審の進行中に原告市民が感染研に対し提出を求めたにもかかわらず、感染研は頑として拒否していた類のものがほとんどであった。たとえば、感染研が保有している病原体の種類・量・保存法・保存場所等の一括リストである。これは、バイオハザード予防にとり最も基本的な資料であることは自明であろう。しかし、原告の要求に応じ感染研が開示した病原体リストは、実に簡単・粗略に病原体名を羅列しただけの一覧表にすぎなかった。これでは、原告が知りたい情報としては全く不足である。

また、原告市民は、第一審判決の誤謬を示す資料の一例として、「レジオネラ菌は、……感染研の業務や取り扱っている病原体等とは関係しないものであるから云々」と書いた第一審判決文（『判例時報』平成十四年二月一日号八九頁参照）が明らかに誤りであることを証拠立てる、つまり、感染研ではレジオネラを保有しかつ実験に使っていることを示す書類なども開示資料から見つけだすことができたのである。

さらに重大なことに、感染研戸山庁舎は耐震性が不十分であること、そこでは庁舎管理上の各種トラブルが頻発していることや実験者による実験操作ミスもかなりあること、そして、高性能除菌空気フィルター（ＨＥＰＡフィルター）から病原体が漏出している可能性のあることなどが、開示資料の詳細な分析の結果明らかにされ、感染研がいつバイオハザードの発生源になっても不思議でないことが示されたのである。

加えて、感染研戸山庁舎の国際査察（「感染研裁判の争点」の項参照）を実施したコリンズ博士とケネディ博士は、第一審判決に対する批判的論評を原告側に寄せた。それはバイオハザード予防市民センターの長島功幹事により翻訳・公表されている。[19]やや長いが、次にそれを要約して紹介する。

「ジャパンタイムズ二〇〇一年三月二八日号『裁判所は〝住民の主観的な不安〟を叩く』を読んで」

C・H・コリンズおよびD・A・ケネディ記

われわれは一九九七年六月十八日に行なわれた国立感染症研究所（NIID）の査察に参加した。われわれの査察報告書は、判決前に亡くなられた芝田進午教授が先頭に立っていた戸山地区市民グループの感染研訴訟において、東京地裁が考慮したはずの報告書のひとつである。

原告市民の訴えは棄却され、その主張は「単に原告たちの、病原体に対する主観的な恐怖に基づいており、感染研が危険であることを証明する科学的な証拠に欠けている」と裁判所が判決を下したことを、われわれはジャパンタイムズの記事で知り非常に失望した。この裁判は国際的に重要なものであるから、われわれは判決の全文が英訳されることを切望する。同時にわれわれは亡き芝田進午氏の霊に、以下の批判的論評を捧げたい。

主観的な感染研主張

われわれの見方からすれば、裁判所が〝主観的な恐怖〟という言葉を用いたのは不合理である。なぜなら、たとえば、エイズウイルス、結核菌、サルモネラ等々感染研が扱っている病原体の多くは封じ込め設備から漏出すれば人間に感染して被害を発生させる可能性があるのだから、住民が恐怖心を抱くのには十分な理由がある。

われわれの査察報告書は、封じ込め対策が有効であるという感染研の主張には裏付けの証拠が欠けていることを指摘している。それゆえ、芝田教授ら市民グループによって表明された恐れは、「主観的」どころかむしろ「客観的」であることをここで改めて主張したい。実際、われわれは、封じ込めについての感染研の主張こそ「主観的」であると見なしてもあながち不当ではないものと考えている。

二種類の科学的証拠

次に、裁判所およびわれわれの主張は科学的証拠に欠けていると指摘したことについて考察する。裁判所が原告に感染研の危険性の証明を要求したのは、日本の法律が要求するある種の法的基準を満たすために必要なことかもしれない。しかし、そのような証明の法的必要は別として、感染研が危険であることを科学者に確信させるために必要な証拠とはどのようなものであろうか。われわれは次の二種類の証拠があると考える。

第一の種類の証拠は、感染研が周辺地域の住民の間で発生の見られる感染症その他の疾病の発生源であろうことを示す疫学的証拠である。しかし、われわれは、東京ではこれに類する日常的調査は全く実施されていなかったと了解している。さらに、査察当日、感染研職員に医療カードが支給されていないことにわれわれは注目した。このカードが無ければ、地域の医師は検診中の患者における感染性の病気の発生源が感染研の仕事と関連しているか否かを十分検討することができないであろう。この種の証拠が欠けている以上、真に科学的な証拠の提示要求に応じることは不可能である。

第二の種類の証拠は、病原体漏出の可能性が非常に低いと確実に言えるだけの十分に管理された一連の封じ込め対策の存在である。だが、このような証拠は一九九七年六月の査察当日には確認されなかった。すなわち、事故による病原体漏出や凍結乾燥した病原体の入った瓶の破損に対処する方策は用意されていなかったのである。このような対策こそ必要不可欠なものであるのに、これが見当らなかったのだ。

感染研は証拠を提出すべきである

次に、「感染研の実験施設は地震その他の災害に際しても絶対に安全である」と被告が主張していることについて批判する。このような大風呂敷で自信たっぷりの保証がそれを裏付ける証拠なしに行なわれたのは今回に限らない。われわれは、雑誌『サイエンス』にこの件で寄稿し次のように述べたことがある（第二八二巻、一九九八年十一月二十九日号、一四一九〜一四二〇頁）。「もし感染研が、その立地と実験は公衆の健康と安全にとり危険ではないこと、あるいはより現実的な言い方をするなら、その立地と実験は周辺地域住民にとって受忍できる程度の危険であるということを保証されたと住民に確信させたいのならば、感染研は必要な確固とした証拠を提供する用意をしなければならない」。

われわれの見解は、その後もこの『サイエンス』誌での見解と変わっていない。

ＷＨＯ勧告には反駁できない

実験施設の安全性についての世界保健機関（ＷＨＯ）の指針には拘束力はないと感染研当局が述べている旨報じられている。われわれはこの指針は日本で拘束力を持たないことは認めるが、同時に、それは科学的立場よりもむしろ法的立場から策定されたものであるとも認識している。したがって、この指針は国際的に尊重されており、科学界の内部では指針固有の完璧さの故にそれを遵守しようとする当然の傾向があるということを、われわれはここで強調したい。

特に、実験施設は公衆のいる地域から離れて設置されるべきだというＷＨＯの勧告には反駁の余地はない。何故なら、病原体漏出の可能性が決して排除できない以上、そのような立地条件を適用することにより、宿主となり得る人口数は少なくなり、全体として感染拡大の危険が減少することになるからである。

最後に、われわれは原告が控訴するとのことを知り非常に嬉しく思っている。彼らの闘いが実を結ぶよう切に願っている。

私たちは、バイオハザード予防に関するこのような外国人科学者の意見や世界保健機関の指針をも軽視して下された感染研裁判の判決を、市民に対する反面教師的な文書として深く心に留めて置くべきであろう。

ともあれ感染研裁判は、バイオハザード問題のわが国における最高権威であるべき感染研が如何に無秩序かつ無責任であるかを示す結果となった。そしてこの裁判は、今後わが国で発生する可能性のあるバイオハザード問題を市民の側からどう捉え、それにどう対処したらよいかを考えるうえで貴重な教訓を数多く含んでいる。また、公正であるはずの研究者を主要構成員とする公的研究機関や医師を中心とする医療機関等が、自らの場で発生したバイオハザード問題をどのように処理するであろうかを、予め市民が想像し、対策を練るためにも、感染研裁判から学ぶべきことは多いと思われる。

4 動物が関わるバイオハザードへの対策

本章ではこれまで、病原体等が実験施設から漏出して人に伝播し、被害を発生させることに主眼を置いて対策の問題点を論述してきたが、この節では少々観点を変えて、動物が介在して発生するバイオハザードへの対策に関わる問題について概説する。なお、動物から人間に伝播する感染症のことを「人獣（または人畜）共通感染症」と称するが、人間中心に捉えた場合「動物由来感染症」と言うこともある。[20]

従来わが国では、動物の感染症は獣医師もしくは獣医学者の取り扱う問題であり、行政上の主管は農林水産省であった。もちろん例外的に動物の病気に学問的関心を示す医師もしくは医学者もいたことは事実である。しかし行政的に医療分野を主管する厚生省は、動物の感染症問題などには狂犬病以外、完全にノータッチであった。加えて農水省も、家畜伝染病予防法で指定されている「家畜」の感染症以外には、方針も施策もなかった。たとえば、輸入される野生動物の感染症対策は全く無視されていた。

私は実験動物として野生由来のサル類を取り扱っていた頃、輸入サルに多発する細菌性赤痢のような感染症が人間社会に拡がっては大変と考え、輸入時の検疫体制を国家施策として確立するよう厚生省や農水省に要請し、関係する意見をたびたび公表した。[21~26] 当時は東南アジア各国からペット用にサル類が無制限に輸入され、動物商の店頭で売られていたのである。

私の先輩で上司の予研獣疫部長・今泉清博士は、その頃、日本獣医学会の公衆衛生分野の中心におられたが、私の言動を博士の学問的信念に基づいて導いて下さった。そしてご自身も両省への要望を繰り返された。[27] しかし、厚生省は「サルは人間ではない」、農水省は「サルは家畜ではない」という法的解釈（?）を盾に、サル類を代表とする野生動物の検疫実施などには積極的関与の姿勢を全く示さなかった。そのため、私たち研究者の自主団体である実験動物研究会（現在：実験動物学会）のサル部会が一九七一年に〝実験用サルの検疫規準〟を作成し、少なくとも実験用サルに関しては自主的に検疫体制を創ることを唱道した。[28] やがて現実に、国内のペット商で売られて家庭に持ち込まれているサルでの赤痢菌感染や、ヨーロッパの都市でのマールブルグ病発生（序章の「サル類とバイオハザード」の項参照）などが詳しく報じられるようになり、厚生省もようやく動き出した。後追い行政の一例である。

一九七四年には厚生省公衆衛生局保健情報課長名で「輸入動物特にサルによる人の健康被害の防止について」と題する通達（衛情第一〇号、昭和四十九年五月九日）が、都道府県衛生主管部局長宛てに出された。また、人畜共通伝染病調査委員会（今泉清委員長）が組織され、輸入サル類における各種病原体の自然感染状況等の総合的調査を二年間にわたり実施した。ところが、同委員会の学問的な調査報告書[29]は出来上がったものの、その勧告的見解は行政面での具体的施策に結実することなく、長い間店晒しにされたままであった。

一九八〇年代に入ると、従来知られていなかった新しい種類の感染症が相次いで出現するようになった。それらは一括して「新興感染症」と呼ばれている（表）。二〇〇三年までに確認されている三二種類の新興感染症のうち二〇種類は表示のように動物由来感染症である。さらに、幸い人間に対する病原性はないことが後日判明したが、一九八九年十月アメリカのレストンの輸入サル収容施設で、フィリッピンから輸入したカニクイザルにエボラウイルスに類似のウイルス（フィロウイルス科フィロウイルス属）の感染があって多数のサルが発病・死亡した事件が発生し、関係者を恐怖させた。

このような事態を知り、厚生省もついに具体的施策を打ち出す必要性を理解したのであろうか、一九八八年度から三年間にわたり厚生科学研究費による「航空貨物の検疫に関する調査研

表　主な新興感染症の種類

西暦	病原体	疾　病
1973	ロタウイルス	乳幼児の下痢症
1976	クリプトスポジリウム	下痢症
1977	エボラウイルス	エボラ出血熱
1977	レジオネラ	レジオネラ症(在郷軍人病)
1977	ハンタウイルス	腎症候出血熱
1977	カンピロバクター	下痢症
1980	T細胞性白血病ウイルス(HTLV-I)	成人T細胞白血病
1981	TSST毒素産生性ブドウ球菌	毒素性ショック症候群
1982	大腸菌O157:H7	出血性腸炎、溶血性腎症候群
1982	ボレリア	ライム病
1983	ヒト免疫不全ウイルス(HIV)	エイズ
1983	ヘリコバクター	胃潰瘍
1988	ヒトヘルペスウイルス6	突発性発疹
1988	E型肝炎ウイルス	E型肝炎
1989	エーリキア	エーリキア症
1989	C型肝炎ウイルス	C型肝炎
1991	グアナリトウイルス	ベネズエラ出血病
1991	エンセフォリトゾーン	結膜炎
1992	ビブリオコレラO139	コレラ
1992	バルトネラ	猫ひっかき病
1993	シンノンブルウイルス	ハンタウイルス肺症候群
1994	サビアウイルス	ブラジル出血熱
1995	ヒトヘルペスウイルス8	カポジ肉腫
1995	G型肝炎ウイルス	肝炎
1995	ヘンドラウイルス	髄膜炎、脳炎
1996	BSEagent	新型クロイツフェルトヤコブ病
1997	トリ型インフルエンザ(H5N1)	インフルエンザ
1997	エンテロウイルス71	流行性脳炎
1998	ニパウイルス	髄膜炎、脳炎
1999	ウエストナイルウイルス	脳炎
2003	トリ型インフルエンザ(H7N7)	インフルエンザ
2003	SARSコロナウイルス	重症急性呼吸器症候群(SARS)

アンダーライン：動物由来感染症

（文献〔20〕より引用、今岡博士の厚意により）

究班」を組織（主任研究者は成田空港検疫所長）し、輸入野生動物の検疫体制確立を考えての調査研究を進めた。[30] だが、不思議なことに、この調査研究に農水省関係の研究者や行政官（たとえば、家畜衛生試験場や動物検疫所の関係者）は名を連ねていなかった。官庁間の縄張り争いのため実際問題が正しく処理されない一例であると思われる。それでも、多くの関係者の努力により、一九九九年四月一日には「感染症の予防及び感染症の患者に対する医療に関する法律」（略して感染症法）が施行され、また二〇〇三年十一月五日にはその感染症法が改正されて施行されるに至った。[20]

今日この法律により、人獣共通感染症（動物由来感染症）に対する施策が、不完全ながらようやく行政面でも実行されることになったわけである。なお、この感染症法は、時代にそぐわなくなった旧伝染病予防法、性病予防法および後天性免疫不全症候群の予防に関する法律（略してエイズ予防法）を統合・整理して作られたものであり、実際の運営の場（たとえば、SARS患者の強制隔離という状態）で一般市民や患者の人権への配慮が十分に貫かれるか否かは、今後の市民的な監視如何によるものと考えられる。

やや詳しくなるが、改正感染症法は、改正前に四種類に分けていた感染症を五種類に分けることとした。つまり、改正前の四類感染症（国が感染症に関する情報の収集を行ない、その結果等に基づいて必要な情報を一般国民や医療関係者に提供、公開していくことによって、発生拡大を防止すべき感染症、たとえば、インフルエンザ・ウイルス性肝炎・狂犬病・梅毒・麻疹等々、既に知られている感染性の疾病で国民の健康に影響を与える恐れがあるとして厚生省令で定められているもの）を二種類に分け、新たに四類感染症と五類感染症とに整理したのである。新しい四類感染症は、媒介動物の輸入規制、消毒、鼠等の駆除および物件に関わる措置を執ってよいとされる感染症である。この新四類には三〇の感染症が指定されている。そして、それら三〇疾病のうち二七は動物由来感染症である。動物が介在するバイオハザードを軽視してはならないことが、この一事を以てしてもよくわかるであろう。なお、新しく設けられた五類感染症は、従来の四類と同じく発生動向を調査するだけでよいとされている感染症である。

このように見てくると、わが国では、研究現場からの声が行政の場に伝わり、必要な政策課題として取り上げられ、具体的施策が実現するまでには、実に長い年月が費やされることがわかる。私が関与した動物（サル類）が介在するバイオハザード問題についてのたったひとつの施策（検疫体制の確立）でさえ四〇年近くを要したというわけである。このようなことは、わが国のバイオハザード対策には、官僚的非能率や研究者の努力不足等、多くの問題が内在していることを示しているように思われる。

5　バイオテクノロジー製品の安全性検討の必要性

多くの批判ないし反対の意見があるにも拘わらず、バイオテクノロジーは開発・推進され続けており、それによる幾多の製品がすでに社会に広く流通していることは否定し得ない事実である。したがって、それらの製品の安全性や真の有効性を確保することは、バイオハザード予防の観点から不可欠のことであり、市民生活の安全保障のために無視できないことである。

一般に、バイオテクノロジーにより作り出される製品は、物理的・化学的および機械的な工業技術による製品とは異なり、品質の管理が著しく難しい。このことは、生物に関わる技術の宿命である。極端に言えば、出来上がったバイオ製品は製造単位（ロット）毎にあるいは一品毎に、その品質に違いがあると見なければならない。同じ培養方法でやったのだから同じ製品だと決め込むことは禁物である。まして、実験室レベルでの試験管培養段階を経て、工場レベルでの大きなタンク培養段階に進み大量生産される状態に至ったときに、実験室段階で得られたと同じ結果だけがスケールアップされて生じるに過ぎないのだなどと、決して安易に考えてはならない。たとえば、元の菌株の変異や導入遺伝子の異常な働き、培養条件の微妙な違い、さらには増殖中の菌の相互作用等々により予期せぬ代謝産物が出来てしまっているかも知れない。その産物が毒力の強いものであったり、アレルギーを引き起こす物質（アレルゲン）であったりすれば大変なことになる。第3章の第2節と第3節で述べた事例を思い出して欲しい。さらに、バイオ医薬品の模範例とされてきた遺伝子組み換え大腸菌が作り出すヒトインシュリンでさえ、その有効性に疑問が生じて来ていること[31]なども十分に考えて見なければならない。

最近では、各種の生物製剤（ワクチン類、抗毒素類、血液成分製剤や抗生物質等）にもバイオテクノロジーを用いて作られているものがあるが、生物製剤については従来から安全性や有効性の保障についてかなり慎重な配慮があり、国家レベルでの対策が講じられている。それを支える基礎として先人の優れた学問的蓄積もある。[32] 私が在職中の国立予防衛生研究所（現国立感染症研究所）は、その任務として、①病原微生物や感染症についての基礎研究推進と②生物製剤の国家検定実施との二つを対等に掲げていた。そのうえ、決まった方法と手順で遂行せねばならない国家検定業務の流れからも、学問的に対処し研究すべき問題がしばしば発生し、それぞれの担当者はそれらの問題解決に真剣に取り組むのを常としていた（しかし、現在の感染症研究所については、二本立てと言うよりも、「研究」に偏重し「検定」を軽視するような雰囲気が色濃いと聞き及ぶが、このような傾向は、国民の健康確保・向上にとり果たして好ましいものであろうか）。

それはともかく、生物製剤以外のバイオテクノロジー製品（医薬品類や食品類）についても、右に述べた国家検定に類する決まりや制度で、その安全性と有効性（効力）とを常時検査することは、是非とも必要である。とくに、遺伝子組み換え食品に関しては、今までいわゆる「実質的同等性」というまやかしの概念を盾に、関係国家機関による科学的で系統的な検討はほとんど行なわれていない。[33][34] そして、市民団体や科学者・技術者の批判的声を余所に、安全性も、また、有効性すらも定かでない食品が市場に溢れているという状況である。二〇〇三年七月一日になって、「食品安全委員会」と称する公的機関がようやく発足したものの、肝腎の市民の声を十二分に聴くような姿勢は著しく欠けている。[35] このような状況を一刻も早く改善する必要のあることは論ずるまでもない。その意味で、政府の「食品安全委員会」よりも一足早く組織された市民団体「食の安全・監視市民委員会」（略称：ＦＳＣＷ、代表：神山美智子弁護士）の活躍が今後きわめて大事である。

次に、食料（飼料を含む）や医薬品のように人や動物が直に摂取するもの以外でも多種多様なバイオテクノロジーの産物があるが、生態系を構成する微生物種や生物種（動・植物種）に及ぼすそれら産物（生・死を問わず）の影響についても、速やかな調査・研究の体制を確立することが必要である。[36] とりわけ、土壌生物や水生生物の分布状態・交互作用およびそれらの変遷についての総合的な基礎調査は緊急を要すると考える。バイオテクノロジーの産物がつぎつぎに出現し、それらが知らぬ間に環境中に放出されてしまう恐れのあることを思うと、一刻も早く生態系の現状についての基礎調査が必要な理由は容易に理解できるであろう。

繰り返して述べる。わが国では未だバイオテクノロジー産物の安全性・有効性の検査体制は存在しない。また、バイオテクノロジー産物の生態系への影響についての組織だった基礎調査も未だ行なわれていない。これらの検査体制・調査体制の確立は、今日是非とも速やかに実現されねばならない国家的必要事である。

第5章　今後のバイオハザード予防のあり方

この章では、今後私たち市民はバイオハザードの発生をいかに予防するか、また、発生したバイオハザードにどう対処したらよいかということについて考えて見たい。前の章までに述べた内容と重複する個所もあると思うが、そこは再確認の意味で読み進んで頂きたい。

1　バイオハザード予防・制圧対策の技術的基礎

バイオハザードは、次に挙げる三つの条件が関わりあって発生する。すなわち、第一は原因となる病原微生物（病原体）の存在、第二はその病原体に対する感受性を持つ生物種の個体や集団の存在、第三は病原体と感受性ある生物種とを結ぶ何らかのルート（感染経路）の存在である。原理的に言って、これらの条件のどれひとつが欠けてもバイオハザードは起こり得ない。したがって、技術的見地からバイオハザードの予防・制圧対策を考えるならば、これら三条件を成立させない方策が基本ということになる。

具体的に考えてみよう。第一の病原体（感染源）に対する対策としては、病原体を含有していると見られる物（例えば、糞便・吐瀉物・血液その他の体液・また培養物等）、病原体で汚染されていると見られる物（衣類・生活用品・医療用品類）、さらには、病原体で汚染されている水・土壌・施設といった環境要素等に対する、消毒・除菌・滅菌・焼却等の実施である。この対策は、理論的には確実に実行可能と思われるが、実際的には関係する物体や環境要素を洩れなく完全

感染ルート

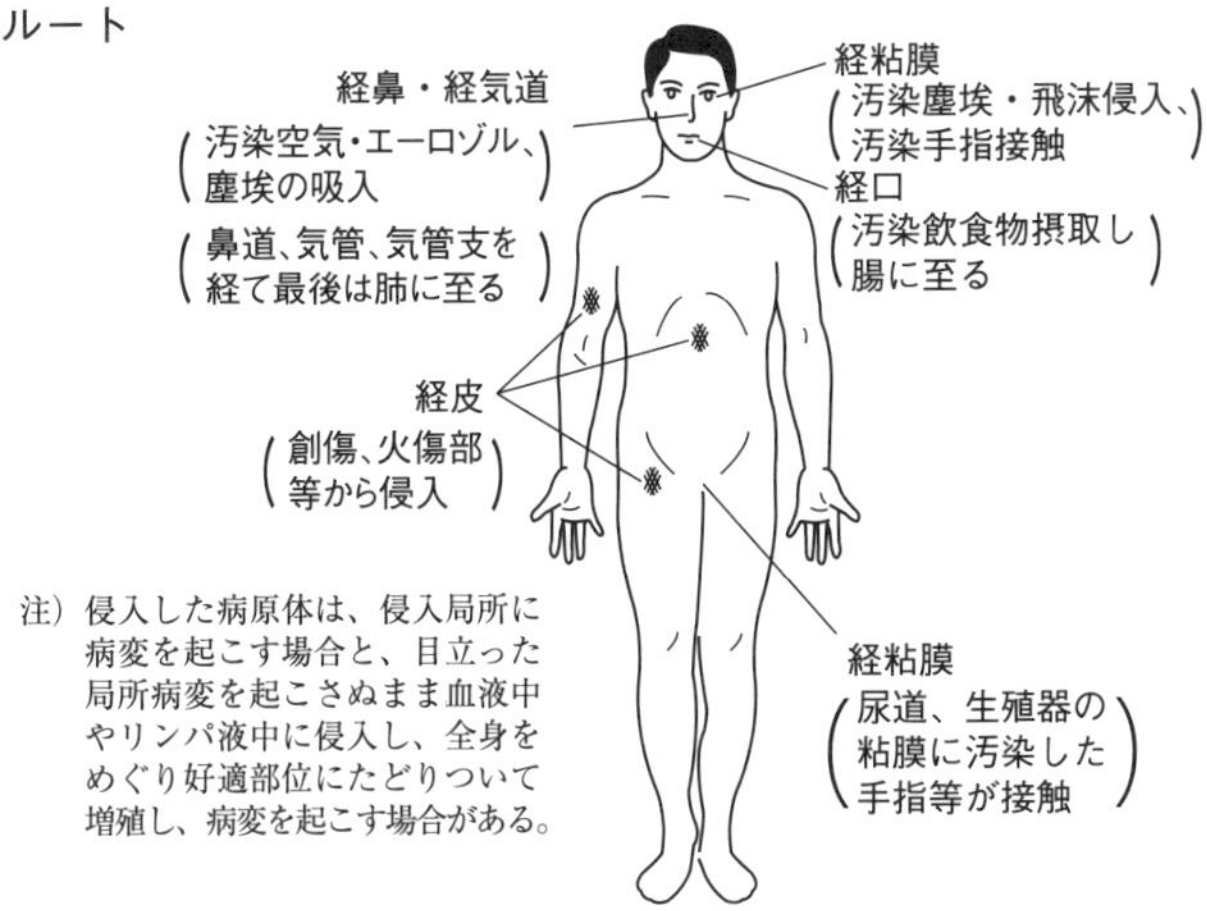
経鼻・経気道
（汚染空気・エーロゾル、塵埃の吸入）
（鼻道、気管、気管支を経て最後は肺に至る）
経粘膜
（汚染塵埃・飛沫侵入、汚染手指接触）
経口
（汚染飲食物摂取し腸に至る）
経皮
（創傷、火傷部等から侵入）
経粘膜
（尿道、生殖器の粘膜に汚染した手指等が接触）
注）侵入した病原体は、侵入局所に病変を起こす場合と、目立った局所病変を起こさぬまま血液中やリンパ液中に侵入し、全身をめぐり好適部位にたどりついて増殖し、病変を起こす場合がある。

に処理することは不可能に近い。

第二の感受性生物種の個体（または集団）に対する対策として、先ず考えられるのは、予防接種（ワクチンの適用）の実施である。しかし、言うまでもなく、突発出現ウイルス（たとえばＳＡＲＳウイルス）のような病原体に関しては、ワクチンは未開発の状態であるからこの対策は現実的でない。また、現行のワクチンのなかには有効性や安全性が疑わしいものもあることは間違いない。したがって、予防接種だけを強調するのでは万全とは決して言えない。また、予防接種を社会的に広く実施することについては、人権や倫理的観点からの慎重な配慮が必要であるとともに、副作用被害の補償体制を確立することも不可欠である。

感受性個体対策として次に考えられるのは、栄養改善を中心として体調の保全を図ることにより免疫能を全般的に高めること（非特異的免疫能の増進）である。これは、人々にとりいわば日常的心掛けに類することでもあり、それだけに個人の努力と知恵でなされるべき部分が大きい。

第三の病原体感染ルート対策の基本は、「遮断」である。さまざまな感染ルート（経口・経皮・経粘膜・経気道等）のそれぞれに対応した方法が考えられる。たとえば、かなり荒っぽいやり方であるが、感受性動物の移動禁止・流行地域への立ち入り禁止とか患者の隔離等、公衆衛生当局の行政権力行使による社会的レベルのものから、手洗いや含嗽（うがい）の励行とかマスクや薄ゴム手袋その他予防衣類の着用といった個人的レベルのものまで、いろいろな方法がある。なお、公権力の行使に対しては、財産権や生活権等への著しい侵害のないよう市民的監視体制が必要である。また、個人的レベルの対応を的確に実施するためには、多くの市民に対し必要資材が迅速・潤沢に供給されねばならない。

周知のように、病原体には媒介動物（主に、昆虫類を代表とする節足動物）を介して人間社会や動物集団に拡がる種類のものがある。たとえば、ペスト菌を媒介するノミ、日本脳炎ウイルスやマラリア原虫を媒介する蚊、発疹チフスリケッチアを媒介するシラミ等々よく知られているとおりである。これらの媒介動物を駆除・撲滅することも、病原体伝播ルート対策の範疇に入ることである。

なお、これら媒介動物の駆除には、一般に大量の化学殺虫剤が使われるのが普通である。それらの殺虫剤は、改めて言うまでもないことだが、環境汚染や健康障害を招く危険を潜在させている。このことを念頭に置いて、慎重にそれらの薬剤を使わなければならない。

右に述べたことから明らかなように、バイオハザードの予防・制圧対策の技術的基礎には三つの要素が存在している。その一つでも欠けていては、バイオハザード対策として不十分・不完全である。しかも、それぞれには欠陥もある。このようなことを正確に知ったうえで、予防・制圧対策を社会的に妥当な形で有効に作用させることが肝腎である。そこで次の節からは、バイオハザード予防市民センターの活動の紹介もふくめて、市民的視点からバイオハザード予防のあり方を考えて行くことにしたい。

2　予防対策立法の実現へ向かって

わが国には病原体の取り扱いを規制する法律が存在しない。すなわち、わが国は病原体の取り扱いに関していわば無政府状態にあるわけだ。さらに、病原体をふくむ遺伝子組み換え体を実験に使っている施設（以下「バイオ実験施設」と略記）に関する明確な規制法も存在しない。これらのことは、バイオハザード対策の根本が我が国では欠けていることを意味するものと解してよかろう（第4章第1節）。そのため、それらの立法化が必要であることを訴える声が数年前から挙げられている。[1]

また最近、米国において炭疽菌によるバイオテロが発生したり、米軍と日本自衛隊とのいわゆる生物兵器対処研究やそれへの国立感染研の協力が公然と行なわれるようになってきた。これらの状況をみて、私たちバイオハザード予防市民センターは、病原体管理法とバイオ実験施設規制法の早急な制定を国に求めることをふくむ四項目の声明を二〇〇二年六月一日付けで発表している[2]。以下にやや長いが、その声明の全文を若干の字句を修正して紹介する。

1　米軍の軍事戦略に沿った生物兵器対処研究に反対する

私たちは、日米安保条約と日米新ガイドラインならびに今政府が提案している有事法制の下での米軍への軍事協力を目指す自衛隊の生物兵器対処研究に反対する。なぜなら、自衛隊の生物兵器対処研究は、日本国民を生物兵器の攻撃から守ることをその実際の目的としているのではなく、現実には「周辺事態」発生時における米軍の行動による戦闘状態において生物兵器が使われた結果としての「細菌汚染」の下で自衛隊が米軍に協力していくことを前提とした研究であると考えられるからである。それは〝友好・同盟国に生物兵器環境のなかでの作戦に備える〟ことを求めた米国の国防報告（二〇〇一年度）からも明らかである。

それとともに、私たちは生物兵器を根絶することが生物兵器戦争を起こさせないための最も有効な手段と対策であると考え、現在一四三カ国が締結している生物兵器禁止条約を各国に遵守させるための検証規定を定める議定書の批准を成功させるために日本政府が全力を傾けることを求める。

2　自衛隊の生物兵器対処研究への感染研の協力に反対する

私たちは、生物兵器対処研究を軍事機関が行なうことに反対する。なぜなら、生物兵器対処研究は生物兵器として使われる可能性のある細菌・ウイルス等の病原体の研究である以上、自らが攻撃に使うための生物兵器開発の研究に容易に転化し得るからである。かつての旧日本陸軍の七三一部隊は、「関東軍防疫給水部」という秘匿名が示すように生物兵器からの防護が表向きの任務であったが、実際に彼らが行なったことはまさに生物兵器の研究・開発と使用であった。国立感染症研究所はその創設時にはこの七三一部隊に関係した医学者たちをその要職に据えた。今日でも感染研におけるこれらの医学者たちの人脈的・思想的な流れが断ち切られているとは言い難い。このような状況で感染研が自衛隊の生物兵器対処研究に協力することは、現在でも秘密裏に行なわれているという米軍の生物兵器開発研究に自衛隊と感染研が協力するかも知れないとの危惧を抱かせるものである。なお、すでに防衛庁から感染研に配布されているると言われている莫大な額の研究費は、ただちに返上されるべきである。このような理由で、私たちは感染研が自衛隊の生物兵器対処研究に協力することに反対する。

3　大都市周辺での生物兵器対処研究計画の中止を求める

私たちは、人に感染症を引き起こす危険な細菌・ウイルスを研究する生物兵器対処のための研究所ならびに生物兵器の攻撃で感染した傷病兵士を収容・治療する野戦病院を多数の住民が住む大都市周辺に設置することに反対する。陸上自衛隊は、世田谷区にある三宿駐屯地に医学実験隊と医学・特殊武器衛生研究科を設置することを計画しているが、周辺には学校や公園、病院、団地が集まっており、感染実験や傷病兵士の治療の研究を行なうことを任務とする部隊や研究所は周辺住民に感染被害をもたらす可能性があり、住民の不安を増すばかりである。したがって、私たちはこうした計画を即刻中止することを求める。

また、陸上自衛隊朝霞駐屯地に設置が計画されている陸上自衛隊研究本部は、NBC兵器（核・生物・化学兵器）への対処のための総合的研究本部である。同駐屯地は東京都練馬区、埼玉県朝霞市・和光市・新座市にまたがっている。病原体実験によるバイオハザードの発生が憂慮されている今日、致死性の細菌・ウイルスの実験・研究を広域都市の中心で行なうことは、周辺住民の健康を損ない、住民に不安と恐怖を抱かせるものである。このような理由で、私たちは、陸上自衛隊朝霞駐屯地の陸上自衛隊研究本部設置計画の中止を求める。

4　病原体管理法とバイオ施設規制法の早急な制定を国に求める

私たちは、市民生活の安全を保障するための病原体管理法の制定を求める。なぜなら、現在は人体に有害で危険な病原体の管理を定める法律がなく、誰でも容易に病原体を保有し取り扱うことができるため、例えば、数年前のオウム真理教による炭疽菌・ボツリヌス菌ばら撒き事件のようなバイオテロが今後も起きる可能性があるからである。病原体の管理の無法状態はバイオテロの発生の温床となるものである。また、私たちは、同様に市民生活の安全を保障するバイオ施設規制法の制定を求める。バイオハザードの発生源にもなり得るバイオ施設を国家が管理・掌握することは、バイオ施設からのバイオハザードの発生を防止するだけではない。万が一にでもバイオ施設で生物兵器の研究が行なわれないようにするために、施設の設置の国への届出、国の認可ならびに施設の査察、罰則等とともに、実験の届出・認可を定めたバイオ施設規制法の制定を早急に求めるものである。

以上のような考えを、私たちは訴えているのであるが、よくよく考えてみれば、非意図的に発生するバイオハザードとは違って、意図的にバイオハザードを起こす悪魔的所業であるバイオテロや生物兵器戦争をなくすことは、理念としては比較的簡単である。なぜなら、そのような意図を持つ人や組織が出ないような社会的・政治的対策を執ることに専念すればよいからである。私たちバイオハザード予防市民センターの声明も、人間の集団的組織である自衛隊や感染研が生物戦争の計画推進組織にならぬことを願っての対策を提案したものである。

他方、非意図的に発生するバイオハザードの予防は、バイオテロや生物兵器戦争の根絶などより遥かに困難である。例えば、昨今人々の耳目を集めている病原性大腸菌Ｏ１５７とかトリインフルエンザＨ５Ｎ１ウイルスさらにはＢＳＥプリオン等の突発出現や流行発生などは、ほとんど人知の及ばぬ自然現象であるから、それを未然に防止することは土台無理な話である（流行が起こらないと判らない！）。したがって、実際には患者が発生したり流行が始まったりしない限り、具体的な防護対策は採れないという制約がある。

さらに、病原体実験施設からの病原体漏出により生ずるバイオハザードに関して見れば、如何に高度な安全対策を採っている施設であっても、そこから病原体が漏出するのを完璧に防ぐことは出来ない（感染研裁判における武藤徹証人の証言および文献[3][4]参照）ということを見逃すわけには行かない。

このような事情があるからこそ、バイオハザード対策の第一の基本として、どこで誰がどのような病原体を保有し、どのような目的でそれらを実験に供しているか等々についての情報を社会（国家）として常に一元的に確保しておかねばならないのだ。そして、このことを可能にする法律の制定が是非とも必要ということになる。なお、バイオハザード予防市民センターは、既にその法律の一試案を公表し[4]（巻末資料①参照）、市民的レベルで立法化の運動を進めることを企図している。

ごく最近、厚生労働省は国内でＳＡＲＳウイルスを保管している研究・検査機関が幾つあるかを調査して、八カ所という結果を発表した[5]。八カ所のうち三カ所は厚労省管轄の施設、五カ所は文部科学省管轄の施設であった。この調査は、シンガポールや台湾の研究所でＳＡＲＳウイルスを扱っていた研究者が感染したことに触発されて行なわれたもののようである。やらないよりはましな後追い行政の一例であろう。なお、保管している施設の名称はなぜか公表されなかった。寒々とする官僚主義的態度ではないか。保管施設名が国民に知られてはまずいと考えるような当局の秘密主義がある限り、バイオハザード発生予防は成り立たないことを肝に銘ずべきである。

病原体管理や実験施設規制の立法化の問題で留意しなければならないと思われることをここでひとつ追加する。それは、端的に言って〝法的規制〟は、官僚の権限を増大させると同時に研究者の研究の自由を圧迫する結果を招くということである。一般に、研究者は官僚的統制を嫌い自由に研究することを強く望んでいる。そうでなければ、学問・科学の進歩発展は決して実現しない。そのため、法律によって官僚たちから研究行動を律せられることには反対の意見を持つ研究者は極めて多いと思われる。そして、研究者の倫理に基づく〝自主規制〟こそが研究の場にふさわしいと考えられて来た。事実、私自身も現役時代には常に〝官僚統制反対〟や〝研究の法的規制反対〟（例えば、動物実験の規制反対）の意識を持ち続けて仕事をしていた。しかし、次に述べるような状況下では、この私の意識には欠陥があったと今では考えている。

たとえば、研究の自由の名において行なっている実験がバイオハザードの発生を招いてしまったら、一体その社会的責任を誰がどのように負うべきか？　被害が多くの人々に及んでいるのに研究当事者は訴追もされぬまま免責されるというのでは、市民的立場からすれば全く容認できないであろう。研究者にそんな特権を認めてよいのか？　たとえその研究者が決して意図して起こした災害ではなくても、当事者として結果責任をきちんと負うべきである。特に、公的な資金で運営されている研究機関の研究者に対し、研究の自由だけを単純に認めて研究者の勝手な行動を許すわけに行かないのは理の当然である。したがって、研究の自由をこのような観点から一定程度規制する法律は是非とも必要ということになる。そして法律の執行にともなう行政官僚の権限増大については、その権限乱用を防ぐ視点からの条項を考えねばならない。このようにして作成された規制法が、バイオテロや生物兵器戦争を企む人に対してもある程度の抑制効果を持つことは間違いないであろう。

3 市民参加の必要性

第2章に記述したバイオハザードの概念や様相・特性を十分に考えるならば、その発生予防や発生時の対処を一部の専門家（ウイルス・細菌など病原体の研究者、公衆衛生研究者、感染症の専門医師・研究者、バイオテクノロジー研究者等々）や公衆衛生関連の行政官僚にだけ任せておくわけには行かないことがよく理解できるであろう。非専門家市民であれ専門的経歴を持つ市民であれ、とにかく市民的立場に立って考え行動する人々の参加が是非とも必要である。

なぜなら、バイオハザードは不特定多数の人々に被害が及ぶ可能性のある問題であるからというだけでなく、バイオハザードに関連して専門家や官僚が画策し推進する方針には、彼らが知らず知らずのうちに埋没してしまっている政治的・経済的環境の影響ゆえに、往々にして誤りや偽り、またごまかしがあるからである。この後者の理由については後の節でもう一度触れることにする。

今ここで市民参加と言った場合に、すぐ私が思い出すのは、原子力発電反対の市民運動を粘り強く展開された故高木仁三郎博士の足跡である。高木博士は、原子核化学者としての研鑽を積む一方で、〝市民の科学〟とか〝人間の顔をした科学〟[6][7]といった言葉で現わされる科学の在り方を提唱し、科学者としては科学を市民の幸福に役立たせる意識的な実践活動が必要であると同時に、市民の中から科学を身につけて社会的活動をする人々を養成することが必要であると説き続けていた。その思想・見識・実行力は現在の原子力資料情報室の活動の中に見事に結実している。そして、今や原子力発電反対の有効な市民運動が全国で的確に展開されていることの基礎にこの原子力資料情報室が存在することは、否定し得ない事実であると思われる。私はバイオハザード問題に取り組む市民運動でも原子力発電問題に関わる市民運動の理論や実践から学ぶべきことは多いと考えているので、敢えてここに故高木博士の業績に触れた次第である。

ともあれ、バイオハザード予防に関わる法律の制定は先ず関係官僚や政治家にその必要性を理解させることから始めねばならないわけであるが、そのためには市民の側での揺るぎない意志統一と理論の研磨が何よりも必要である。そのうえで、市民に協力してくれる官僚・政治家を見つけ出さねばならない。彼らが制定の必要性を理解した以後に、法案の骨格や具体的内容と条文の検討が始まることになる。その際には、人権の尊重や福祉の充実を基調とし、〝予防原則〟に立脚する市民側の原案を示し、市民的諸権利の保障を確認しながら、官僚（または政治家）側の原案と対比検討することになろう。政府提案立法になるか議員提案立法になるかはともかく、法案として国会に提出されるまでのプロセスや国会での審議のプロセスにおいて、市民側の発言の場が常に保障されていることが必要である。このような条件の保障無しに法律が作られると、官僚統制の色彩が濃厚なものになる恐れは十分にあり得る。出来上がってしまってからでは手遅れであるから、法案作成の全プロセスの市民的監視や批判は是非とも必要である。法案成立・発効後の市民的監視も必要であることは論ずるまでもない。

こうした市民参加は、今日の日本の立法・政治・行政の体制下では夢のようなことかも知れない。しかし、文字通り市民の立場での要望・意見として主張し続け、夢を現実のものとするための努力を多くの人々が手を携えて積み重ねて行くべきであると考える。そして、このような努力の積み重ねは、翻って真の市民社会[8]を形成するための運動の一翼になるものと思う。

4 研究者への協力要請と批判

バイオハザード問題の解決には、微生物学・感染症学・公衆衛生学・疫学や生態学・環境科学・遺伝子工学さらには社会学・法律学等々広い範囲の個別専門知識が絶対に必要である。言い換えれば、これらの個別専門分野の研究者の働きなしにはバイオハザード問題の解決は有り得ない。したがって、市民の側から問題提起をするときには、これらの専門分野の研究者に対し協力を求めることと、率直に批判することとを避けるわけには行かない。バイオハザード問題が裁判に持ち込まれた場合においても、専門研究者の協力・支援なしには非専門の市民が勝利することは覚束ない。このことは、現代の科学・技術が関わって生ずる社会的難問全てにおいて言えることである。

こうした言明が当たっていることは、前節で述べた故高木仁三郎博士の活躍した原子力発電問題において象徴的に示されている。頑迷固陋に原子力発電やプルサーマル計画を推進する官僚や科学・技術者たちでさえ、今日では、原子力資料情報室を中心とする市民の批判・反対意見を無視することが出来なくなったように。もちろん、原子力問題以外にも、たとえば、電磁波公害問題[9]、劣化ウランによる健康障害・環境汚染問題[10]、水俣病問題[11]、スモン訴訟・ワクチン禍裁判問題[12]等々、被害者市民や支援活動家市民に対する各分野の専門研究者による有効で熱心な協力と支援の事例は少なからずある。したがって、バイオハザード問題の解決のためにそれらの事例から学ぶべきことも、またきわめて多いと思われる。

ところで甚だ残念なことではあるが、率直に言って、研究者とか専門家とか言われる人々のなかで、市民の立場に立ち自らの経験・知識を生かそうと自覚して研究活動を進めている人の数は必ずしも多くはない。否むしろ、極めて少ないと言ったほうが当たっているかも知れない。それは何故か？

今日の科学や技術の特徴のひとつとして、科学の技術化傾向や技術の科学化傾向がますます著しくなっていると私は思う。このうち、「技術の科学化傾向」それ自身は技術発展の当然の帰結であり、決して否認するわけには行かないと考えられる。しかし、「科学の技術化傾向」となると、立ち止まりじっくり考えてその是非を判断すべきである。

改めて言うまでもないことだが、今日私たちが置かれている資本主義的生産社会では、利潤獲得こそが何にも増して重視される。そして、露骨に言えば何事においても、弱肉強食の競争が展開される。研究者もそういう社会環境の中で生きていることは紛れもない事実である。そのため、研究者の間には「科学を技術化して手っとり早くたくさんの論文を書けば評価され出世も昇給も実現する。たとえば、ＤＮＡチップの理論と製造開発」とか「技術を科学化して効率の良い精密な製品を作り出せば儲かる。たとえば、超微量試料で多種の血液成分を同時に自動分析する装置の開発・改良」とかの考えがじわじわと浸透してくる。これらの考えは、効率優先の観点からすれば当然の考えであろう。

それに加えて、現代政治権力の動向の中では、国際競争力の強化に役立つとしていわゆる〝科学技術立国〟政策が、強力に打ち出されている。このような状況の下で科学技術立国政策を推進する主流の意図・解釈・方法に外れるものは、軽視され無視されて研究費も研究ポストもほとんど与えられない状態になる。それ故、研究者たちはわれもわれもと主流に身を投じ個性のないデータを生産するようになる。結果として科学や技術の多様性は次第に消滅する。

これは、極論すれば、科学や技術にとっての自滅の道ではあるまいか。だが、現今の研究者の多くは無自覚にそのような道を忙しく歩んでおり、物事を反省的に考えるゆとりを持てないのだ。したがって、市民と連帯して自分の研究者としての生涯を人々の幸せのために捧げようと願って努力することなどは、ほとんど頭の中に浮かんで来ない状態になる。

このように一般論として考察したことは、微生物学やバイオテクノロジーのようにバイオハザード問題と密接に関連する分野でも確かに認められることである。とくに、バイオテクノロジー分野は進歩が非常に速いだけでなく企業化の進展も驚異的であるだけに、この分野の研究者の姿勢や動向には注目する必要がある。彼らの多くは、バイオテクノロジーの有用性だけに眼を向けており、危険性を憂慮する市民たちの声を雑音または妨害としか見做さない。

たとえば、最近聞いたところによると、一昔前まで農水省関係の国立試験研究機関の研究者の多くは「農民のためになる研究を！」というスローガンを名実共に掲げて努力していたものだが、今では農水省管轄下の独立行政法人に改組された研究機関で農作物のバイオテクノロジー開発に携わっている研究者の多くは、市民がバイオテクノロジーに反対する理由を全く理解できず、反対や批判意見を敵視するに急であるという。そういう人たちは、たとえ大きなバイオハザードが発生しても事実を正確に認識しようとせず、ごまかしや隠蔽に走るものと思われる。であるから、市民の立場に立って考える限り、このような傾向を顕著に生み出してしまう現今のバイオテクノロジーを支持することはできないというわけである。[13]

とは言え、いかなる時代のいかなる場所、いかなる問題であれ、主流に抵抗する流れがあるように、研究者の世界にも主流に抗して自己の信念に忠実に生きる道を選ぶ人は必ずいる。そういう研究者はほとんど例外なしに自己の生き方を市民の立場と一致させるよう努めている。市民の側から見れば、そういう研究者こそが味方である。バイオハザード問題で言えば、その典型例は国立感染症研究所の元主任研究官新井秀雄博士である。[14] 新井博士のような生き方をしている研究者が科学・技術のいろいろな分野でたとえ少数とはいえおられることは間違いないと思われる。

このように考えるならば、市民の側から研究者の側に協力を求める働きかけを続けることの重要性が理解されるであろう。従来、研究者は一般に〝啓蒙〟という観点から市民に接触するのが普通であった。この〝啓蒙〟の観点は確かに大事であるが、今日ではそれ以上に、〝市民とともに歩むなかで専門家としての知識・経験を生かして行く〟という姿勢が必要である。そして、市民の側は研究者に対し要望や批判をすることを躊躇せず、研究者の側も市民に対し率直な見解を表明して、共に手を携えてバイオハザード予防の体制を打ち建てることが肝心である。

5　市民的監視体制の確立

市民的立場でバイオハザード問題に取り組む場合に重要なことのひとつは、病原体を取り扱っている実験施設や病院等からの病原体の漏出の有無を常時監視する体制の確立を求めることである。ちなみに、病原体等が施設から漏出するルートとしては次の五つが考えられる。

(1)　実験室内や安全キャビネット内の空気（病原体等を含むエーロゾル）の室外や屋外への排出。

(2)　実験室からの廃水（病原体等を含む）の下水道への放流。

(3)　病原体等で汚染した実験使用済みの器具・器材等の廃棄物業者への引渡し。

(4)　職員や来訪者が着衣類や手指・毛髪等の汚染に気付かず消毒不完全なまま施設外へ退出し、家族や公衆に接触。

(5)　汚染した書類や郵便物等の職員による持ち出しまたは投函。

これらの五ルートのうち、(1)と(2)については、排気・廃水の消毒・滅菌・除菌処理等を的確に行なえる衛生工学的装置や技術の適用とその運転効果の点検がポイントである。また、(3)と(4)と(5)については、廃棄物処理ルール、職員や来訪者の退出時の消毒ルール、書類や郵便物の施設外への持ち出しルール等の履行およびその状況の点検がポイントである。

ともあれ、バイオハザード予防対策のハード面・ソフト面のいずれにおいても、決められたルールやマナーを確実に守ることがまず何よりも大事である。と同時に、その履行状態や効果（病原体漏出の有無）を常に点検することが必要である。

一般に、多くの実験室では仕事に慣れてくるにつれて、ルールやマナーの意識的・無意識的違反や無視が生じがちである。そして、往々にして思わぬ事故を招いてしまうことがある。第

3章で紹介したバイオハザードの具体例のうち、第1節の「旧ソ連スヴェルドロフスク市における軍微生物研究施設からの炭疽菌漏出事件」や第5節の「米軍生物兵器研究センターでの炭疽菌漏出事件」は、作業ルールやマナーを無視した結果発生したバイオハザードの典型と言える。これらは、実験施設では想像を超えた事故が起こり得ることを明らかに示している。

だからこそ、このようなことが現実の問題にならぬよう、実験施設周辺の住民は常に警戒している必要がある。第4章の第3節で述べた「予研＝感染研裁判」の法廷において原告市民により指摘された被告感染研の幾つもの実験ルールやマナー違反が、その後、密かにまたは開き直った形で改められていると聞く。市民の監視がいかに必要かを物語る好例である。ここで忘れてならないのは、市民の監視によって実験者や実験施設の安全もまた守られているということである。

さて次に、市民的監視体制とは具体的にどのようなものかを考えてみよう。

それはまず第一に、法律的根拠に基づくものであることが理想であるが、法の成立を待っていては余りにも時間がかかるであろうから、当面の対策としては健康や環境問題に取り組んでいる既存の市民団体がそれぞれの綱領や運動方針のなかに〝バイオハザード問題への対応〟を盛り込み、その活動を出来得れば地方自治体の条令等に根拠付けるように努めることである。

第二に、病原体漏出の有無の点検を市民組織が独力で行なうことは技術的に無理であるから、専門知識・技術を持つ第三者または実験施設自身に行なわせ、その結果を偽りなく市民側に通報させることである。なお、点検の頻度については、多ければ多いほど見落としの危険が少なくなって好ましいと考えられるが、現実には一、二カ月に一回ぐらいの点検を求めるのが妥当であろう。また、排気中の病原体の検出について言えば、検出方法の開発・改良それ自身が今でもバイオハザード問題に関わる技術的研究課題の一つであることを念頭に置く必要がある。市民はこの種の地味で現実的な研究開発も研究者に求めるべきである。

第三に、実験ルールやマナーの履行状態の点検については、作業記録簿や事故記録簿の閲覧のみならず、実験作業状況の予告なしの立ち入り検査が行なわれる必要がある。立ち入り検査は施設によって拒否される可能性も大きいが、市民側の要求としては引き下がれないことである。

第四に、市民側は施設側に対し実験計画の公表とその進行概況の報告をさせること。とくに企業の施設はいわゆる企業秘密を楯にこれらの公表を拒否するのが普通のようであるが、話し合いを繰り返し、市民の人権・生活権・環境権・健康権の名において、企業の特権的な秘密には制限を求めるべきである。

そして第五に、市民と地方自治体と実験施設当事者とから成る三者会談の場を、年に二回程度設けること。この会談の席では、市民の監視体制は決して企業活動を否定するものではなく、市民社会における安全と福祉の確保にとり必要・不可欠なものであるとの基本認識を市民側も企業側も共有するよう努めるべきである。

なお、市民的監視体制の先進的な事例として、千葉市緑区の住民自治会と昭和電工研究開発センターとの間で締結された「環境安全協定書」[4]とそれに基づく住民組織の活動とを挙げることができる（巻末資料②参照）。

6 ＳＡＲＳ問題とバイオハザード予防の視点

市民的監視体制と関わることであるが、二〇〇三年、突発出現したＳＡＲＳ（第３章第４節に詳述）をめぐる諸問題は、バイオハザード予防の視点から近年の最重要問題の一つとして、しっかりと把握し認識する必要がある。私たちバイオハザード予防市民センターは、このことに関する声明を二〇〇三年七月八日付けで公表している[15][16]。私たちの考え方を多くの方々に理解して頂くため、これにその全文を再度記載し本章の締め括りにしたい。

病原体の取り扱いとバイオ施設に関する徹底した情報開示と法規制を求める
～ＳＡＲＳ問題をバイオハザード予防の視点から～

過去八カ月近く、世界を揺るがしてきた「ＳＡＲＳ」（重症急性呼吸器症候群、通称は新型肺炎）

について、つい最近、世界保健機関（ＷＨＯ）事務局長は感染拡大が終息したと発表した。しかし、この間の被害は甚大であり、ＷＨＯが七月四日までにまとめた世界のＳＡＲＳ患者の累計は、可能性例も含め三二カ国で八四三九人に及び、死者も八一二人を数え、冬場に再流行する可能性も指摘されている。

一九九八年に制定された「感染症の予防及び感染症の患者に対する医療に関する法律」いわゆる「感染症新法」において、「新たな感染症の出現や既知の感染症の再興により、また国際交流の進展等に伴い、感染症は新たな形で、今なお人類に脅威を与えている」と指摘されている通り、現代は「突発出現病原体の時代」とも言われ、その由来や出現の理由が不明であり治療法も確立していないＨＩＶ、エボラウイルス、ニパウイルス、病原性大腸菌Ｏ１５７、ＢＳＥプリオン等多数が出現してきた。ＳＡＲＳもそうした突発出現例の一つである。

今回のＳＡＲＳ問題は、今後の未知の病原体出現に関わるさまざまな難問を投げかけている。私たちバイオハザード予防市民センターは、健康危害と社会的混乱の防止、関係者の人権尊重など公衆衛生対策の充実の観点から、政府並びに関係機関に対し以下のことを求める。

●ＳＡＲＳウイルスはバイオテクノロジーの産物であるとする説についても十分な調査・検討を行なうこと。

●感染症指定医療施設や病原体の分離・検査や研究をする施設が新たな感染源とならないための予防措置（施設の立地への配慮、教育・訓練など）を徹底すること。

●施設内環境や外部環境への病原体の漏出を常時監視（モニタリング）する体制を確立し、監視状況を公表すること。
●以上を国家的に保障するものとして、病原体の取り扱いとバイオ施設に対する法規制を行なうこと。

［趣旨説明］

一　**ＳＡＲＳ問題はバイオハザードの典型例である**

バイオハザード（生物災害）は、端的には「病原体ならびにそれらが作り出す物質が原因で人や家畜およびそれらの環境に発生する災害」を意味する。

その特性として、

(1)　感染の広がりを適宜感知することは困難で、被害が出て後の対応となる。
(2)　病原体に感染しても発病しない例、つまり不顕性感染例がある。
(3)　被害は特定の地域に限られず、国境を越えて世界に拡大する危険性がある。
(4)　未知の病原体の場合、その分離・同定は著しく困難である。また、的確な治療法・予防法を見つけるまで相当な時間を要する。

などが挙げられる。

今回のＳＡＲＳの流行はこうしたバイオハザードの典型例と言えよう。

二　何故突如出現したのか？――無視してはならない「ＳＡＲＳウイルス＝バイオテクノロジーの産物」説

ＷＨＯは新型コロナウイルスがＳＡＲＳの病原体であることを確認したと発表し、それをＳＡＲＳウイルスと命名する旨の意見を表明した。しかし、何故そのような新種のウイルスが出現したのかは未だ確定していない。

新種コロナウイルスの出現について考えられる仮設として、

⑴　既知のヒトコロナウイルスの病原性関連遺伝子が変異して病原性の激しいコロナウイルスになった。

⑵　既知の家畜・家禽や野生動物のコロナウイルスが人に対しても感染し、病気をおこすようなウイルスに変異した。

⑶　ある種の野生動物と本来共生関係にあったか、または病気を起こしていたかも知れない未知のコロナウイルスの一種が、人間社会に侵入し、激しい病原性を発揮した。

⑷　既知のコロナウイルスの遺伝子工学的実験（バイオテクノロジー）過程で、意図的であれ、非意図的であれ、人為的に作り出された（または、作り出されてしまった）産物が実験室から環境中に漏れ出て、人間社会に入り込み、病気を起こしている。

現時点では、⑶の可能性が最も有力視されているようである。しかし、⑷の新型コロナウイルスがバイオテクノロジーの産物であるとする説についても十分に調査・検討すべきである。

近年のバイオテクノロジーの活用は日常的であり、毒力の強いウイルスを遺伝子工学的技術で作り出すことは、理論的にも実際的にも可能である。直接の遺伝子操作ではないが、わが国でもヒトのエイズウイルス（ＨＩＶ）とサルのエイズウイルス（ＳＩＶ）の細胞操作により雑種ウイルス、ＳＨＩＶを作って研究しているようなところもある。また、中国農業省関係で動物のコロナウイルスを研究しているグループの存在も確認され、人工作出説を主張するウイルス学・疫学の専門家もいる。

何故ＳＡＲＳウイルスが突如出現したのかは、是非とも解明されねばならない課題であり、そのためには当面、全ての考え得る可能性を包括的に捉える視点を持たねばならない。それ故、ＳＡＲＳウイルス＝バイオテクノロジーの産物説についても十分な調査・検討が行なわれねばならない。

三　感染症指定医療機関や研究施設が新たな感染源となる可能性がある

ＳＡＲＳに感染した患者の収容施設やＳＡＲＳウイルスの分離や検査・研究をする施設が必要なことは当然である。

一方、そうした施設で院内感染や病原体の漏出が起これば、近隣に対する新たな感染源になる可能性は否定できない。そこで、病原体の取り扱いや施設の立地などに関する法規制が必要になるが、わが国にはそうした法規制もなく、研究施設については、国立感染症研究所の内部規程である「国立感染症研究所病原体等安全管理規程」が、感染症医療施設については、旧厚生省課長通知で施設基準や消毒・滅菌基準を定めた「手引き」があるに過ぎない。しかし、人為的ミスや過誤、設備の故障、排気や排水、人や物品の出入り等々により外部に病原体等が漏洩する可能性は日常的に有り得る。かねてから外部への病原体漏洩防止の最大の根拠としてHEPAフィルターの使用が挙げられてきたが、HEPAフィルターは病原体等を含むエアロゾルを決して一〇〇％完全に除去するものではない。また、火災、地震などの災害時に施設の気密性が容易に破られ病原体等の漏出する危険性がある。従って、今回SARS患者（疑い例を含む）については陰圧管理病室（病室内の空気を、病原性微生物を除去するための高性能フィルターを通して屋外に放出することにより病室を陰圧に保ち、患者から病原体が拡散しないようにされている病室）に収容するとしているが、それだけでは不十分である。

感染症指定医療機関としてわが国の模範となるべき国立国際医療センター（東京都新宿区戸山）は都心に立地している。その新感染症病棟は、大地震動後は継続使用できない可能性が高く、火災時には当然、人命救出を優先するであろうから、病原体の漏出の可能性がある。国立感染症研究所には既に患者由来試料が持ち込まれ、SARSウイルスの分離が行なわれたが、杜撰な安全管理体制が指摘されている同研究所から周辺への漏洩が危惧される。

漏洩の可能性がある以上、施設内での感染者の発生や外部への漏洩を前提として施設の立地環境対策を施すことにより周辺の安全が確保されねばならないが、そうした対処は行なわれてはおらず、こうした施設の多くは人口密集地に立地している。

現実に、ＳＡＲＳ問題を契機に隔離病棟をつくる動きがあるが、漏洩を前提とした立地への配慮が絶対に必要である。

四　徹底した情報公開と人権への配慮、教育・訓練を始めとする公衆衛生対策の充実を求める――厚生労働省の隠蔽体質、不作為責任を問う――

中国当局による初期段階の情報隠しが国際的な取り組みを遅らせる原因になったことが批判されている。また、一般市民、患者、医療スタッフそれぞれのパニック防止のために、市民に対してはリスク情報を正しく伝達すること、患者に対しては明確な説明が行なわれること、医療従事者に対しては事前の教育と訓練を十分に行なうことが不可欠である。

感染症新法第三条第一項では国及び自治体の責務として、「教育活動、広報活動を通じた感染症に関する正しい知識の普及、感染症に関する情報の収集、分析及び提供、感染症の予防に係る人材の養成及び資質の向上を図るとともに、感染症の患者が良質かつ適切な医療を受けられるように必要な措置を講ずるよう努めなければならない。この場合において、国及び地方公共団体は、感染症の患者等の人権の保護に配慮しなければならない。」とあるが、現状では関係諸機関がこの責務を果たしているとは言いがたい。たとえば、国立国際医療センター新感染症病棟への入院の有無の通知を求める住民の訴えに対して、厚生労働省は通知の必要はないとしているが、言語道断である。人権への配慮の中には周辺住民の人権も当然含まれるものである。厚生労働省にはリスク情報を住民に進んで開示し、安全と言うならその科学的根拠を提示する説明責任がある。施設設置基準内容や国立感染症研究所の実態、国立国際医療センターの「新感染症情報マニュアル」の内容などから判断すれば、厚生労働省には安全を指導し監督する力量が著しく不足し、かつリスク情報を市民に公表する決意もほとんどないものと思われる。さらに、繰り返される薬害事件により行政官僚への国民の信頼は甚だしく失墜している。

このままでは、科学的根拠の欠如と情報の非開示の中で、社会的パニックの発生、関係者に対する差別や排除、患者の人権を無視した強制的隔離政策が行なわれることが危惧される。徹底した情報公開を含む公衆衛生対策の整備充実が緊急の課題である。例えば、施設内環境での病原体漏出、および、排気口、排水口から外部環境への病原体漏出の有無を常時監視する体制（モニタリング）を確立し、監視状況を公表し、検査機関にあっては、検査材料の持ち込み状況・検査や実験の場所、検査担当者・検査結果等を、医療機関にあっては、患者の入院状況等を詳しく公表すべきである。

この声明を出して以後、心配されていた今冬における世界的なＳＡＲＳの流行再燃は現実のものとならず、人々は安堵の胸を撫で下ろすことができた。

とは言え油断は禁物である。現に、中国の広州で今年（二〇〇四年）一月に四人の感染者が確認され、四月になると北京市疾病予防センターのウイルス実験室が起点と見られる小流行の発生が報じられている。二〇〇三年九月のシンガポールでの患者発生も十二月の台北における患者発生も、そして今回の北京での発生も、全てＳＡＲＳウイルスを実験や検査に供している施設が発生の源となっていることはほとんど間違いない模様である。そのためか、発見が早くて採られた処置も適切であったのであろう、幸い大きな流行にならず終わっている。

とにかくこれらの事例は、「近年……微生物研究室が最大の汚染源になる可能性を有する状況が一般化しつつある」と書いている専門科学者の意見[17]の妥当性を証拠立てることと考えられる。ついでながら、予研＝感染研裁判（第4章第3節参照）において原告市民側は、この意見も引用して感染研に内在する危険性を論じたのであるが、被告感染研はもとよりこの意見を書いた証人でさえ、この意見の指摘の重要性を完全に無視したのであった。被告側における科学者の良心の欠如の事例と評すべきであろう。

このような事情を顧ると、はなはだ心寒いことではあるが、「バイオハザードが発生したとき——とくに大都市内で——、その発生源として、先ずは、病原体やバイオテクノロジー関係の実験・検査をしている施設を疑え！」ということを、市民的立場でのバイオハザード予防の鉄則とせざるを得ないと思う次第である。

参考文献

序章　バイオハザード事始め

[1] 川喜田愛郎編著：『小児マヒ』、岩波新書、岩波書店刊、一九六一年十月。
[2] 本庄重男・今泉清：「実験動物としてのサルをめぐる諸問題」『生物科学』一九六五年三月号、一一八〜一二五頁。
[3] Report of a WHO Scientific Group :"Health Aspects of the Supply and Use of Nonhuman Primates for Biomedical Purposes", WHO Technical Report Series No.470,1971.
[4] 本庄重男：「実験用サルの安全な供給と使用に伴う問題点―WHO勧告の考え方を基礎にして―」、『科学』一九七一年三月号、一五五〜一六一頁。
[5] 山内一也：『エマージングウイルスの世紀―人畜共通感染症の恐怖を超えて―』、河出書房新社刊、一九九七年十二月。
[6] Collins,C.H. & Kennedy,D.A. :"Laboratory-acquired Infection : History,Incidence,Causes and Prevention" 4th ed., Butterworth Heineman,Oxford,1999.
[7] Oya,A. :"Biohazard in the Field of Microbiology", Comparative Leukemia Research, p.775, Univ. Tokyo Press, Tokyo, 1975.
[8] 下條寛人・甲野礼作：「わが国の実験室におけるウイルス感染」、『ウイルス』二三巻、二九五頁、一九七三年。
[9] 甲野礼作：『ウイルスと人間』、玉川大学出版部刊、一九八一年五月。
[10] 予研＝感染研裁判原告の会・予研＝感染研裁判弁護団編著：『バイオハザード裁判』、緑風出版刊、二〇〇一年一月。
[11] 本庄重男：「バイオハザードと予研＝感染研裁判」、『情況』、二〇〇二年一・二月合併号、一六一〜一七五頁。

第1章　バイオハザードとは何か

［1］ケン・アリベック著、山本光伸訳：『バイオハザード』、二見書房、一九九九年六月。

［2］木村貞夫他：『現代の医微生物学』、金原出版刊、一九八七年四月。

［3］山内一也：「バイオハザード」『からだの科学』増刊一五『分子生物学読本』、一九八三年四月、一九八〜二〇三頁。

［4］エヴリン・フォックス・ケラー著、長野敬／赤松真紀訳：『遺伝子の世紀』、青土社刊、二〇〇一年十月。

［5］バイオテクノロジー戦略会議（小泉内閣）：「バイオテクノロジー戦略大綱」、二〇〇二年十一月。

［6］新井秀雄：『科学者として』、幻冬舎刊、二〇〇〇年十一月。

［7］Director-General of WHO :"Life in the 21st century, A vision for all",The World Health Report 1998, p.57, WHO, Geneva,1998.

［8］池内了：『科学は今どうなっているの？』、晶文社刊、二〇〇一年五月。

［9］日本リスク研究会編集委員会編：『リスク学事典』第二章八．バイオ技術のリスク（小野克彦記述）、六六〜六七頁、（株）ＴＢＳブリタニカ刊、二〇〇〇年九月。

第2章　バイオテクノロジーとバイオハザード

［1］本庄重男：「バイオテクノロジーがもたらす負の遺産」『技術と人間』一九九九年十月号、九五〜一〇三頁。
［2］本庄重男：「バイオ技術は欠陥技術」『技術と人間』二〇〇一年四月号、八二〜九六頁。
［3］本庄重男：「なぜバイオテクノロジーに賛成できないのか」、『技術と人間』二〇〇一年十二月号、一九〜二六頁。
［4］本庄重男：「バイオテクノロジーの危険性とバイオハザード概念」、『生命のフィロソフィー』（功

刀由紀子他編著）、一〇九～一三四頁、世界思想社刊、二〇〇三年十一月。
[5] ジェレミー・リフキン著、鈴木主税訳：『バイテク・センチュリー』、集英社刊、一九九九年四月。
[6] 岸本忠三監修、日刊工業新聞社特別取材班編：『バイオの衝撃』、B&Tブックス日刊工業新聞社刊、二〇〇三年十一月。
[7] 大塚善樹：『なぜ遺伝子組換え作物は開発されたか』、明石書店刊、一九九九年十月。
[8] 池内了：『科学は今どうなっているの？』、晶文社刊、二〇〇一年五月。
[9] Traavik,Terje："Too Early May Be Too Late：Ecological risks associated with the use of naked DNA as a tool for research, production and therapy"(revised version in English), Research Report for DN, Trondheim, Norway, January 1999.
[10] Wolff,J.A. et al.："Direct gene transfer into mouse muscle in vitvo",Science 247:1465-1468, 1990
[11] Ascadi,G. et al.："Human dystrophin expression in mdx mice after intra muscular injection of DNA constructs", FEMS Microbiol. Ecol.20：15-22, 1991.
[12] Raz,E. et al.："Systemic immunologic effects of cytokine genes injected into skeletal muscle", Proc.Natl.Acad.Sci.USA 90:4523-4527, 1993.
[13] Zhu,N. et al.："Systemic gene expression after intravenous DNA delivery into adult mice", Science 261:209-211, 1993.
[14] Canomico,A.E. et al.："Aerosol and intravenous transfer of human α 1-anti-trypsin gene to lungs of rabbits", Am.J.Resp.Cell.Mol.Biol. 10:24-29, 1994.
[15] Schubert,R. et al.："Ingested foreign (phage M13) DNA survives transiently in the gastrointestinal tract and enters the blood stream of mice", Mol.Gen.Genet.242:495-504, 1994.
[16] Schubert,R. et al.："Forein (M13) DNA ingested by mice reaches peripheral leucocytes, spleen and liver via intestinal wall mucosa and can be convalently linked to muscle DNA", Proc. Natl. Acad. Sci.

USA 94:961- 965, 1997.
[17] Doefler,W. and Schubert,R.：“Uptake of foreign DNA from the environment：the gastrointestinal tract and the placenta as potals of entry”, Wien Klin.Wochenschr.110:40-44, 1998.
[18] Ulmer,J.B. et al.：“Heterologous protection against influenza by injection of DNA encoding a viral protein”, Science 259:1745-1749,1993.
[19] Cohen,J.：“Naked DNA points way to vaccine”, Science 259:1691-1692, 1993.
[20] Paabo,S. et al.：“Mitochondrial sequences from a 7000 years old brain”, Nucleic Acid Res.16:9777-9787, 1988.
[21] Organ,O.V. et al.：“Effect of polymer length on its adsorption to soils”, Appl.Environ.Microbiol. 60:504-509, 1994,
[22] Lorenz,M.G. and Wackernagel,W.：“Bacterial gene transfer by natural genetic transformation in the environment”, Microbiol.Rev.58:563-602, 1994.
[23] Nielsen,K.M. et al.：“Horizontal gene transfer from transgenic plants to terrestrial bacteria — a rare event ? — ”, FEMS Microbiol.Reviews 22:79-103, 1998.
[24] Romanowski,G. et al.：“Use of polymerase chain reaction and electro- poration of *Escherichia coli* to monitor the persistence of extra- cellular plasmid DNA introduced into natural soils”, Appl.Environ. Microbiol.59:3438-3446, 1993.
[25] Robert,G. et al.：“Kinetics of persistence of chromosomal DNA from genetically engineered *Escherichia coli* introduced into soil”, Appl.Environ.Microbiol.59:4289-4294, 1993.
[26] 八杉龍一：『生物学の歴史、上・下』第七版、ＮＨＫブックス、日本放送出版協会刊、一九九一年二月。
[27] Heinemann,J.A.：“Genetics of gene transfer between species”, Trends Genet.7:181-185, 1995.
[28] Kidwell,M.G.：“Lateral transfer in natural populations of eukaryotes”, Annu.Rev.Genet.27:235-256,

1995.
[29] Syvanen,M. : "Horizontal gene transfer", J.Genet.75:219-232, 1996.
[30] リチャード・フォーティ著、渡辺政隆訳：『生命四〇億年史』、草思社刊、二〇〇三年五月。
[31] Mazodier,P. and Davis,J. : "Gene transfer between distantly related bacteria" Ann.Rev.Genet.27:235-256, 1996.
[32] Torres,O.G. et al. : "The conjugative transposon Tn925 — Enhancement of conjugal transfer by tetracycline in *Enterococcus fecalis* and mobiization of chromosomal genes in *Bacillus fecalis* and *Enterococcus fecalis* —" Mol.Gen.Genet.225:395-400, 1991.
[33] 佐野浩・山田康之編著：『遺伝子組み換え植物の光と影』、学会出版センター、一九九九年九月。
[34] Ho,M.W.et al. : "Gene technology and gene ecology of infectious diseases,"Microbiol.Ecol.Hlth. Dis. 10:33-55, 1998.
[35] Cohen,P : "Doctor, there's a fly in my genome", New Scientist, March 9, 1996.
[36] Ivics,Z. et al. : "Molecular reconstruction of sleepy beauty, a Tcl like transposon from fish, and its transposable cells" Cell,91:501- 510, 1997.
[37] Leung,S.S. and Romans,P. : "Excisions of the Ikaral transposon in an *Anopheles gambiae* cell line" Insect Mol.Biol.7:241-248, 1998.
[38] Shouten,G.J. et al. :"Transposon Tcl of the nematode *Caenorhabditis elegans* jumps in human cells" Nucleic Acid Res.26:3013-3017, 1998.
[39] Jarvic,T. and Lark,K.G. :"Characterization of soymarl, a mariner element in soyabean" Genetics 149 :1 569-1574,1998.
[40] Duesberg,P.H. : "Retroviral transforming genes in normal cells" Nature 304:219-226, 1983.
[41] Boyce, F.M. and Bucher,N.L. : "Baculovirus-mediated gene transfer into mammalian cells "Proc. Natl.

Acad. Sci.USA 93:2348-2352,1996.
[42] Sandig,V. et al.: "Gene transfer into hepatocytes and human liver tissue by baculovirus vectors" Human Gene Therapy 7:1937-1945, 1996.
[43] Hoffmann,C. and Straus,M.: "Baculovirus-mediated gene transfer in the presence of human serum or blood facilitated by inhibition of the complement system" Gene Therapy 5:531-536, 1998.
[44] Ho,M.W. and Steinbrecher,R.A.: "Fatal flaws in food safety assessment, A critique of joint FAO/WHO biotechnology and food safety report" Third World Network, Penang, Malaysia, 1997.
[45] 軽部征夫：『クローンは悪魔の科学か』、祥伝社刊、一九九八年四月。
[46] 柴谷篤弘：『バイオテクノロジー批判』、社会評論社刊、一九八二年十一月。
[47] 柳下登・塚平広志・杉田史郎：『遺伝子組み換え作物に未来はあるか』、本の泉社刊、一九九九年十二月。
[48] 藤原邦達・市川定夫・本谷勲・山口英昌：『検証：遺伝子組み換え食品』、家の光協会刊、二〇〇〇年七月。
[49] 河田昌東：「遺伝子組み換え大豆の安全審査を検証する」、『技術と人間』二〇〇〇年十一月号、二四〜三三頁。
[50] 佐藤進：『立花隆の無知蒙昧を衝く—遺伝子問題から宇宙論まで—』、社会評論社刊、二〇〇〇年九月。
[51] 池田清彦・金森修：『遺伝子改造社会—あなたはどうする—』、洋泉社新書、洋泉社刊、二〇〇一年四月。
[52] 岡田正彦：『暴走する遺伝子—人類はパンドラの箱を開けてしまったのか—』、平凡社新書、平凡社刊、二〇〇二年十一月。
[53] 金川貴博：「遺伝子組み換え作物は是か非か」、『筑波の友』、二〇〇号（二〇〇三年二月一五日）。

二二一～二二四頁。
[54] 福本英子：『危機の遺伝子―蝕まれる生命、操られる生命―』、技術と人間刊、一九八二年三月。
[55] 渡辺雄二：『不安なバイオ食品』、技術と人間刊、一九九〇年十月。
[56] 天笠啓祐：『遺伝子組み換え動物』、現代書館刊、一九九九年二月。
[57] 安田節子：『食べてはいけない遺伝子組み換え食品』、徳間書店刊、一九九九年十二月。
[58] 粥川準二：『人体バイオテクノロジー』、宝島新書、宝島社刊、二〇〇一年、七月。
[59] 日本消費者連盟編：『ゆらぐ食』、七つ森書館刊、二〇〇四年六月。
[60] 三瀬勝利：『遺伝子組み換え食品のリスク』、NHKブックス、日本放送出版協会刊、二〇〇一年三月。

第3章　バイオハザードの具体例

[1] 小泉丹：『野口英世』、岩波新書、岩波書店刊、一九三九年七月。
[2] Meselson,M. et al.:"The Sverdlovsk anthrax outbreak"Science 266: 1202-1208, 1994.
[3] 本庄重男：「旧ソ連で起きたバイオハザ――ドースヴェルドロフスク事件から国立予研問題への教訓―」『技術と人間』一九九五年六月号、三八～四七頁。
[4] ケン・アリベック著、山本光伸訳：『バイオハザード』二見書房刊、一九九九年六月。
[5] セルゲイ・レスコフ：「アラル海の孤島にある細菌兵器工場」『ＡＥＲＡ』一九九二年二月二十日臨時増刊号、四六～四八頁。
[6] 戸田清：「トリプトファン事件」、生命操作事典編集委員会編『生命操作事典』第七章、緑風出版刊、一九九八年十月。
[7] 田辺功：「トリプトファン事件の原因浮かぶ―遺伝子操作の安全神話に警鐘―」、『科学朝日』

一九九二年九月号、四四〜四五頁。
[8] Jackson,R.J. et al. :"Expression of mouse interleukin-4 by a recombinant ectromelia viru suppresses cytolytic lymphocyte responses and overcomes genetic resistance to mouse pox" J.Virol.75: 1205-1210, 2001.
[9] 本庄重男：「予測できない危険の発生—ＤＮＡ組み換え技術の限界を示す一例—」『バイオハザード予防市民センターニュースレター』第一四号、四〜五頁、二〇〇一年八月。
[10] Jackson, R.J. et al. :"Infertility in mice induced by a recombinant ectromelia virus expressing mouse zona pllucida glycoprotein 3" Biol.Reprod.58:152-159, 1998.
[11] バイオハザード予防市民センター編著：『教えて！バイオハザード』、緑風出版刊、二〇〇三年五月、一七九〜一八〇頁。
[12] 本庄重男・新井秀雄：「ＳＡＲＳウイルスの出現をめぐって」『技術と人間』二〇〇三年六月号、八四〜九三頁。
[13] 本庄重男・新井秀雄：「ＳＡＲＳウイルス出現に関する考察の補足」『技術と人間』二〇〇三年十一月号、九〇〜九三頁。
[14] 岡田晴江・田代真人：『感染症とたたかう』、岩波新書、岩波書店刊、二〇〇三年十二月。
[15] ミルコD.グルメク著、中島ひかる／中山健夫訳：『エイズの歴史』、藤原書店刊、一九九三年十一月。
[16] 木村貞夫他：『現代の医微生物学』改訂第四版、金原出版刊、一九九四年二月。
[17] Perivis, J. S. M. et al. :"Coronavirus as a possible cause of severe acute respiratory syndrome" Lancet 361:1319-1325, Apr.19 2003.
[18] Rota, A. P. et al. :"Characterization of a novel coronavirus associated severe acute respiratory syndrome" Science express May15, 2003.
[19] Ksiazek,T.G. :"A novel corona virus associated with severe acute respiratory syndrome" New

Engl. J. Med.348:1953-1956, May 15,2003.
[20] 朝日新聞記事（根路銘国昭氏の研究紹介）：「ＳＡＲＳウイルス：トリコロナウイルスの祖先から分岐?」、『朝日新聞』二〇〇三年五月九日夕刊。
[21] 朝日新聞記事（中国農業省動物コロナウイルス研究チーム談）：「コロナウイルス：コウモリやヘビからも」、『朝日新聞』二〇〇三年五月二十五日朝刊。
[22] ABC News on Line："SARS could be a biological weapon" Apr.11, 2003.
[23] 黄文雄：『中国発ＳＡＲＳの恐怖』、光文社刊、二〇〇三年六月。
[24] Haijema,B.T. et al.："Switching species tropism : an effective way to manipulate the feline coronavirus genome" J.Virol.77:4528-4538, Apr.2003.
[25] ロビンM．ヘニッグ著、長野敬／赤松真紀訳：『ウイルスの反乱』、青土社刊、一九九六年一月。
[26] ProMED mail："Anthrax,laboratory exposure" Apr.22 & 25, 2002.
[27] 本庄重男：「米軍生物兵器研究センターでの炭疽菌漏出事件」、『バイオハザード予防市民センターニュースレター』第一九号、七～八頁、二〇〇二年八月。

第４章　わが国におけるバイオハザード対策の問題点

[1] 大谷明・内田久雄・北村敬・山内一也編著：『バイオハザード対策ハンドブック』近代出版刊、一九八一年一月。
[2] 第三世界ネットワーク著、本庄重男／芝田進午編訳：『バイオテクノロジーの危険管理』、技術と人間刊、一九九八年九月。
[3] メイワン・ホー著、小沢元彦訳：『遺伝子を操作する――ばら色の約束が悪夢に変わるとき――』、三交社刊、二〇〇〇年十一月。
[4] ＤＮＡ問題研究会編：『遺伝子操作白書』、『技術と人間』臨時増刊号、一九八三年六月。

参考文献

［5］芝田進午編著：『生命を守る方法―バイオ時代の人間の権利―』、晩声社刊、一九八八年八月。
［6］芝田進午編著：『論争　生物災害を防ぐ方法―バイオ時代の人間の権利Ⅰ―』、晩声社刊、一九九〇年一月。
［7］芝田進午編著：『バイオ裁判―バイオ時代の人権と予研裁判―』、晩声社刊、一九九三年八月。
［8］芝田進午他：「感染研の国際査察一～一二」、『技術と人間』一九九七年十一月号～一九九九年三月号。
［9］芝田進午他：「国立感染研の危険性一～九」、『技術と人間』二〇〇〇年四月号～二〇〇一年三月号。
［10］予研＝感染研裁判原告の会・同裁判弁護団編著：『バイオハザード裁判―予研＝感染研実験差し止めの法理―』、緑風出版刊、二〇〇一年一月。
［11］本庄重男：「バイオハザードと予研＝感染研裁判」、『情況』二〇〇二年一・二月合併号、一六〇～一七三頁。
［12］西川文雄：「予研のＰ４問題と移転の問題」、『予研学友会報』一九八二年七月。
［13］西川文雄・山本紀一：「戸山移転を再考する」、『予研学友会報』一九八四年三月。
［14］新井秀雄：「予研の何が危険なのか―大谷所長の『安全』説に反論する―」、『科学朝日』一九八九年四月号、三六～三八頁。
［15］本庄重男：「バイオ実験の『予研』に国際査察」、『週刊金曜日』一九九七年七月二十五日号、五八～五九頁。
［16］岩垂喜寿男：「バイオ時代の環境問題」、『技術と人間』一九九七年八・九月号、五八～六二頁。
［17］新井秀雄：『科学者として』、幻冬舎刊、二〇〇〇年十一月。
［18］Shibata,S.:“Wrong site for Japanese labs”Nature, vol.362 p.284, Mar.25 1993.
［19］コリンズＣ・Ｈ・、ケネディＤ・Ａ・著、長島功訳：「裁判所は住民の〝主観的な不安〟を叩く、

（ジャパンタイムズ、二〇〇一年三月二十八日号所載記事）を読んで」、『バイオハザード予防市民センターニュースレター』第一三号、一六～一七頁、二〇〇一年六月。
[20] 今岡浩一：「動物由来感染症の最近の話題」、『モダンメディア』二〇〇三年三月号、三三七～三四六頁。
[21] 本庄重男・今泉清：「実験動物としてのサルをめぐる諸問題」、『生物科学』一九六五年十二月号、一一八～一二五頁。
[22] 川西康夫・本庄重男：「東南アジア各地におけるカニクイザル輸出の現状と問題点」、『実験動物』第一九巻、一〇一～一一三頁、一九七〇年七月。
[23] 本庄重男：「実験用サルの安全な供給と使用に伴う問題点」、『科学』一九七一年三月号、一五五～一六一頁。
[24] 本庄重男：「サル類の感染症と検疫の必要性」、『検疫衛生』第一一巻第三三号、一四～二一頁、一九七三年。
[25] 本庄重男：「野生サル類の輸入に関する公衆衛生上の問題点」、『モダンメディア』一九七九年六月号、四二八～四三三頁。
[26] 本庄重男：「人畜共通感染症：実験動物との関連―サル類を中心に―」、『感染症』第一一巻第一号、二〇～二四頁、一九八一年一月。
[27] 今泉清：「サル類と公衆衛生」、『モダンメディア』一九七四年七月号、三五九～三六二頁。
[28] 日本実験動物研究会サル部会：「実験用サルの検疫」、『実験動物』第二〇巻、六七～七〇頁、一九七一年。
[29] 人畜共通伝染病調査委員会編：『昭和四九年度人畜共通伝染病調査報告』、厚生省公衆衛生局検疫所管理室発行、一九七六年三月。
[30] 航空貨物の検疫に関する調査研究委員会編：「航空貨物の検疫に関する調査研究　一九九〇年度

Ⅰ．総括報告Ⅱ．分担研究報告」、『厚生科学研究特別事業報告書』一九九三年五月。
［31］Sexton, S.："If cloning is the answer, what was the question? Genetics and the Politics of Human Health", pp.158-170 in "Redesigning Life?, The Worldwide Challenge to Genetic Engineering" ed. by Brian Tokar, Zed Books, London and New York, 2001.
［32］黒川正身：『ワクチンは安全か』、大月書店、一九九三年八月。
［33］藤原邦達：『遺伝子組み換え食品の検証』、新評論刊、一九九七年九月。
［34］藤原邦達、市川定夫、本谷勲、山口英昌：『検証：遺伝子組み換え食品』、家の光協会刊、二〇〇〇年七月。
［35］神山美智子：『食品の安全と企業倫理―消費者の権利を求めて』、八朔社刊、二〇〇四年五月。
［36］ジェーン・リスラー、マーガレット・メロン著／阿部利徳・小笠原宜好・保木本利行訳：『遺伝子組み換え作物と環境への危機』、合同出版刊、一九九九年十月。

第５章　今後のバイオハザード予防のあり方

［1］芝田進午：「バイオ施設規制の立法を急げ」、『朝日新聞』論壇、一九九五年五月二十五日朝刊。

［2］バイオハザード予防市民センター：声明「自衛隊の生物兵器対処研究について」、同『センターニュースレター』第一八号、六〜七頁、二〇〇〇年六月。

［3］予研＝感染研裁判原告の会・同裁判弁護団編著：『バイオハザード裁判』、緑風出版刊、二〇〇一年一月。

［4］バイオハザード予防市民センター編著：『教えて！バイオハザード―基礎から応用まで―』、緑風出版刊、二〇〇三年五月。

［5］『朝日新聞』記事：「ＳＡＲＳウイルス研究施設八カ所が保管」、二〇〇四年四月二日朝刊。

［6］高木仁三郎：『市民の科学をめざして』、朝日選書、朝日新聞社刊、一九九九年一月。

[7] 高木仁三郎：『人間の顔をした科学』、七つ森書館刊、二〇〇一年五月。
[8] 麓正博：「現代における〝市民権〟概念の重要性と法規制の問題―〝新たな市民権運動〟の展望と課題を考える―」、『バイオハザード予防市民センターニュースレター』、第二六号、二三～三〇頁、二〇〇三年三月。
[9] 大久保貞利：『誰でもわかる電磁波問題』、緑風出版刊、二〇〇二年十一月。
[10] 劣化ウラン研究会編：『放射能兵器劣化ウラン―核の戦場：劣化ウラン汚染地帯』、技術と人間刊、二〇〇三年三月。
[11] 原田正純：『水俣病』、岩波新書、岩波書店刊、一九七二年十一月。
[12] 白木博次：『冒される日本人の脳―ある神経病理学者の遺言―』、藤原書店刊、一九九八年十二月。
[13] 本庄重男：「なぜバイオテクノロジーに賛成できないのか」、『技術と人間』二〇〇一年十二月号、一九～二六頁。
[14] 新井秀雄：『科学者として』、幻冬舎刊、二〇〇〇年十一月。
[15] バイオハザード予防市民センター：声明「病原体の取り扱いとバイオ施設に関する徹底した情報開示と法規制を求める―SARS問題を予防の視点から―」（二〇〇三年七月八日）、『バイオハザード予防市民センターニュースレター』第三三号、一～五頁、二〇〇三年七月。
[16] [15] と同じ声明の転載：『技術と人間』二〇〇三年七月号、八〇～八五頁。
[17] 北村敬：「バイオハザード防止施設の微生物学的条件」、『建設設備と配管工事』一九八二年五月号、三五～四三頁。

資料1
病原体等実験施設規制法の試案（バイオハザード予防市民センター提案）

（前文）バイオテクノロジーの進展は、その研究・実験・実用化に伴う病原体の漏出、新奇微生物の作出・漏出、その他の危険物質の作出・排出等により、人の生命、健康に対する危害と環境への有害な影響の可能性を極度に増大させている。本法は、この危害と有害な影響を未然に防止し、人の安全と環境の保全を確保するため、バイオテクノロジーに関連する病原体等実験施設の規制の基本を定めるものである。

第1章　総則

第1条（目的）

この法律は、病原体等実験施設の設置・運営に対する規制の基本を定め、人の生命、健康に対する危害と環境への有害な影響を未然に防止することを目的とする。

第2条（基本理念）

すべての人は、バイオテクノロジーから危害を受けることなく生活し、バイオテクノロジーの有害な影響から環境を保護し、安全の証明されない病原体等実験施設に対しては、その運営の中止を求める権利を有する。

国及び地方自治体は、病原体等実験施設の設置・運営に伴って生じる人の生命、健康、環境に対する危害と環境への有害な影響を未然に防止し、またその危害と有害な影響が生じた場合には、被害者の救済及び環境の修復のため、可能なあらゆる措置を講じるものとする。

病原体等実験施設の設置者及びバイオ事業者は、人の生命・健康に対する危害と環境への有害な影響を未然に防止する責任を負う。

第3条（定義）
この法律において、次の各号に掲げる用語の意義は、それぞれ当該各号の定義による。
1　バイオ施設—病原体実験施設及び遺伝子組み換え施設
2　バイオ実験—病原体実験及び遺伝子組み換え実験
3　バイオ事業—バイオ実験その他のバイオテクノロジー関連の事業
4　バイオ事業者—バイオ実験を行なう施設の管理責任者
5　BSL（バイオセーフティレベル）1、BSL2、BSL3、BSL4—取り扱う病原体等の危険度に応じた実験室の安全対策の度合による各等級

第2章　バイオセーフティ委員会

第4条（バイオセーフティ中央委員会の設置・構成）
厚生労働大臣所轄の下に、バイオセーフティ中央委員会（以下、委員会という）を置く。
委員会は、バイオ施設の設置、運営における安全性を審査し、点検、安全を確保することを任務とする。
委員会は、次の委員をもって構成する。
1　微生物学、遺伝学、衛生学、生態学、安全工学の各分野の専門家委員　一〇名
2　住民を代表とする委員　一〇名
3　産業界を代表する委員　五名
委員の任期は四年とする。ただし、補欠の委員の任期は、前任者の残任期間とする。
委員長は、住民代表から選出するものする。

第5条（委員の任免）
専門家委員は、各分野に対応する学術会議の部会の指名により、産業界を代表する委員は業界団体の指名により、住民代表委員は、市民団体の指名により、厚生労働大臣が任免する。指名を行う業界団体及び市民団体の母体は全国の団体から成るものでなければならない。

厚生労働大臣は、委員が心身の故障のため職務の執行ができないと認める場合、又は委員に職務上の義務違反その他委員たるに適しない非行がある場合には、指名母体の請求により、その委員を罷免する。

第6条（機関内バイオセーフティ委員会とバイオセーフティ管理者）

それぞれのバイオ施設は、独自に機関内バイオセーフティ委員会を設置するとともに、バイオセーフティ管理者を一人置き、各施設の安全の確保に努めなければならない。

なお機関内バイオセーフティ委員会には外部の専門家と周辺住民代表をそれぞれ二名加えなければならない

第7条（安全基準）

委員会は、WHOの国際基準と我が国の実情に従ってバイオテクノロジーに関する安全基準を定める。

第8条（施行法）

委員会に関しては、この法律のほか、施行法で別に定める。

第3章　バイオ施設設置に関する規制

第9条（バイオ施設設置の場所）

BSL2以上の実験室を有するバイオ施設は、病原体等の漏出事故による被害を避けるために、住宅地及び一般住民の生活圏から十分に離れた場所に設置しなければならない。

第10条（バイオ施設設置の申請）

バイオ施設を設置しようとする者は、次の事項を書面で、施設の操業開始予定日より一年以上前に、厚生労働大臣に届出し、施設設置を申請しなければならない。

1　設置者の住所及び氏名
2　施設の名称と設置場所
3　バイオ施設の実験室の安全度による等級（P1、P2、P3及びP4）及び各実験室数
4　バイオ施設設計図

第11条（環境影響評価報告書の提出）

ＢＳＬ２、ＢＳＬ３及びＢＳＬ４のバイオ施設の設置者は当該施設の環境影響評価に関する報告書を施設の操業開始予定日の一年以上前に委員会に提出しなければならない。この環境影響評価に関する報告書は国民に自由に縦覧されるものとする。

バイオ施設の環境影響評価については、施行法で別に定める。

第12条（公聴会）

Ｐ２、Ｐ３及びＰ４のバイオ施設の設置に際しては、委員会は環境影響評価報告書に基づく審査を行うべく事業開始の一年以上前に当該施設の設置に関する公聴会を開かねばならない。

公聴会の実施については、施行法で別に定める。

第13条（バイオ施設設置の許可）

第９条による申請があった場合には、厚生労働大臣は環境影響評価報告書と公聴会の結果に基づく委員会の審査により、安全基準を満たしていることが証明され、住民の同意が得られた場合にのみ、これを許可する。

委員会の審査は、施設建設開始予定日までに終了するよう努めるものとする。

厚生労働大臣は、申請の許可、不許可を申請者に書面で通知する。

第４章　バイオ実験及び病原体の管理に関する規則

第14条（病原体の危険度分類と安全確保の指針）

委員会は、病原体の危険度分類と、それに対応する安全確保の指針を定める。

第15条（バイオ実験の許可申請）

バイオ事業者は、ＢＳＬ１及びＢＳＬ２の等級の実験の実施については、実験開始予定日の三〇日以上前に次の事項を記載した書面により、厚生労働大臣に届出をしなければならない。ＢＳＬ３及びＢＳＬ４の等級の実験の実施については、実験開始予定日の九〇日以上前に次の事項を記載した書面により、厚生労働大臣にその許可を申請しなければならない。
1　バイオ事業者の住所及び氏名
2　バイオ施設の名称及び所在地
3　実験実施者の住所及び氏名
4　実験課題と実験の目的
5　実験で扱う病原体、その供与体及び宿主—ベクター系並びに実験動物
6　実験と、安全確保の指針との関係

第16条（バイオ実験の許可）
前条による申請があった場合には、厚生労働大臣は委員会の審査により、その計画が安全確保の指針の定める要件を満たしていることが証明された場合にのみ、これを許可する。
委員会の審査は、実験開始予定日までに終了するよう努めるものとする。
厚生労働大臣は、申請の許可、不許可を申請者に書面で通知する。

第17条（病原体の管理）
バイオ事業者は、第13条の指針に従い、病原体が施設外に漏出することのないようにこれを管理しなければならない。
バイオ事業者が病原体を施設外の者に供与するさいは、委員会の許可を受けるものとする。病原体の輸出入に際しても、同様とする。
保管中の病原体についてはその種類、株名、保管方法、保管量、保管場所、保管責任者名等を明記したリストを常備する。

第18条（委員会の強制権限）
委員会は、バイオ施設及びバイオ実験その他のバイオ事業における安全性を確保するため、予告なしに施設の立ち入り検査をし、質問を行い、関係書類その他の資料の提出をバイオ事業者に命じることができる。

第19条（業務停止・改善命令、施設閉鎖命令）
委員会は、安全基準及び安全確保の指針に反するバイオ施設の事業者に対しては、業務を停止し、相当な期間を定めその改善を行うよう命じることができる。

委員会は、前項の命令を履行しない施設については、バイオ事業者にその施設の閉鎖を命じるものとする。閉鎖命令に違反した者も同様とする。

第20条（緊急事態対策）

バイオ事業者は、その施設の位置する地方自治体と協議して緊急事態対策を策定し、これを記載した文書を公表しなければならない。

第21条（事業者の無過失責任）

バイオ事業者により、他人の生命、健康を害するか、もしくは汚染・毀損し、又は生態系環境を破壊した者は、これによって生じた損害を賠償する責任を負う。

破壊した生態系環境は、これを修復するよう努めねばならない。

第5章　情報公開

第22条（届出情報の公開）

バイオ事業者が厚生労働大臣に届け出た事項は国民に公開することができる。

厚生労働大臣はバイオ施設の届出書に基づいて登録簿を作成し、これを国民に公開しなければならない。

第23条（企業秘密の保持）

バイオ事業者は、自らの競争上の地位を損なわないようにするために、厚生労働大臣に届け出た事項の一部を秘密にすることができる。その際には、委員会は届出者と相談し、どの情報を秘密にできるかを決定し、その決定を届出者に通知するものとする。しかし、次の事項は秘密にすることはできない。

1　施設の設置者の氏名と住所および施設の所在地

2　実験の目的

3　扱われる病原体名及び遺伝子組み換え生物名

4　緊急時の対応の計画

第6章　罰則

第24条

第13条の許可なくバイオ施設を設置した者は、三年以下の懲役もしくは禁固、又は一〇〇万円以下の罰金に処し、もしくはこれを併料する。

第25条

第16条の許可なくバイオ実験をした者は、五年以下の懲役もしくは禁固、又は一五〇万円以下の罰金に処し、もしくはこれを併料する。

病原体の管理に関し、第13条の規定に違反した者も、同様とする。

第26条

第18条に違反して立ち入り検査を拒み、妨げ、質問に回答せず、関係書類その他の資料の提出命令に応じない者は、七年以下の懲役もしくは禁固、又は二〇〇万円以下の罰金に処し、もしくはこれを併料する。

第27条

故意又は過失によりバイオ実験に起因して他人の生命、健康を害するか、もしくは物を汚染・毀損し、又は生態系環境を破壊した者は、一〇年以下の懲役もしくは禁固、又は三〇〇万円以下の罰金に処し、もしくはこれを併料する。

資料2
住民協定書の実例

住民とバイオ施設事業者との間で締結された協定の例として千葉市緑区の住民自治会と昭和電工総合研究所（現在、昭和電工研究開発センターと改称）の「環境安全協定書」を以下に紹介する。

特徴としては、

① 協定の一方の当事者が住民代表であることを確認し、生命の安全と環境保全にかかわる住民の権利を承認している。

② 年に少なくとも一回協議会を開催し、その場で一一の安全管理項目についてその実態が開示され、今後の施策も含めて詳細な意見交換を行なうこと。

③ 住民代表に立入り調査権が認められていること。

④ 病原体を扱わないこと、P1を超える実験を行なわないなど研究業務規制が明記されている。

⑤ 事業者が住民と交流し、地域に寄与する態度を表明している。

⑥ 千葉市が立会人となり、自治体としてその履行に責任をもっている。

の六点である。

環境安全協定

大木戸台自治会・大木戸町内会・大椎台自治会・越智町内会・千葉東角栄団地自治会（以下総称「甲」という。）と昭和電工株式会社総合研究所（以下「乙」という。）とは、総合研究所（以下「研究所」という。）の運営に伴う地域の環境安全に関し、千葉市の立ち会いのもと、次のとおり協定を締結する。

（目的等）

第１条　本協定は、研究所の環境安全の確保をはかり、公害を未然に防止するとともに、甲、乙間の理解を一層深め、協調・信頼関係を強化するために必要な事項を定める。

２　乙は、関係諸法令、条例、公害防止協定等を遵守するとともに、本協定に定める事項を誠実に履行するものとする。

（環境安全協議会）

第２条　甲及び乙は、「環境安全協議会」（以下「協議会」という。）を設置し、研究所の環境安全問題について協議する。

２　協議会は、次に掲げるもので構成する。

甲の選任した委員　　七名以内

乙の指名した委員　　七名以内

必要により、甲乙で合意した学識経験者若干名

３　協議会は、毎年一回定例会を開催する。その他、構成員の発議のあるときは、これを開催するものとする。

４　乙は、次に掲げる事項を協議会に報告し、協議に付すものとする。乙は、協議会で合意した事項についてはこれを尊重し、積極的に推進するものとする。

① 環境保全組織の整備に関する事項

② 化学物質の安全管理に関する事項

③ バイオテクノロジーの安全管理に関する事項

④ 放射性物質の安全管理に関する事項

⑤ 大気汚染防止に関する事項

⑥ 水質汚濁防止に関する事項

⑦ 廃棄物対策に関する事項

⑧ 実験動物の安全管理に関する事項

⑨ 緊急時の対策に関する事項

⑩ 安全教育の実施に関する事項

⑪ その他、甲、乙が協議のうえ定める事項

５　協議会の運営に係る費用は、乙の負担とする。

（環境保全管理体制の整備等）

第４条　乙は、研究所において、Ｐ１及びＢ１レベ

ル（科学技術庁「組換えＤＮＡ実験指針」におけるレベル。）を越える遺伝子組換え実験を行わないものとする。

2　乙は、研究所において病原菌は取り扱わないものとする。病原菌の判定は、国立予防衛生研究所の病原菌リストによる。

3　前項の規定にかかわらず、*Bacillus amyloliquefaciens* は使用しないものとする。

（排水に係る管理）

第5条　乙は、排水に関し適切な管理を行うとともに、排水による土壌汚染の防止を図るものとする。

2　乙は、研究所の排水を定期的に分析し、その状況を協議会に報告するものとする。

3　甲は、乙の立ち会いのもと、必要により、研究所の排水をサンプリングすることができるものとする。

（廃棄物処理に係る管理）

第6条　乙は、廃棄物に関し適正に処理するとともに、処理を業者に委託する場合は、「マニュフェストシステム」による委託を行うものとする。

（災害等の対策）

第7条　乙は、自然災害、火災、事故等の非常事態を想定した対策を実施するとともに、緊急対策組織を整備し、自然災害等の対応に万全を期すものとする。

（立入調査）

第8条　協議会の構成員は、乙に事前に連絡のうえ、本協定の実施に必要な限度において、研究所に立入調査を行うことができる。立入調査結果は、協議会に報告することができる。

（苦情の処理）

第9条　乙は地域住民からの公害に関する苦情の申し出があったときは、誠意をもって苦情の解決にあたるものとする。

（被害補償）

第10条　万一、公害が発生した場合において、調査の結果、その原因が乙に帰すべきことが明らかになったときは、乙は、故意または過失の有無にかかわらず、その被害者に対し、誠意をもって補償を行うものとする。

（地位の継承）

第11条　乙は、研究所における事業の全部もしくは一部を第三者に譲渡するときは、本協定に定める乙の地位を当該譲渡者に継承させるものとする。

（秘密保持）

第12条　協議会の構成員は、本協定に基づく報告、調査等により知り得た企業秘密を漏らしてはならないものとする。ただし、乙は、企業秘密の範囲について、その都度明示するものとする。

（施設の利用等）

第13条　乙は、研究所の図書について、研究活動に支障のない範囲で、甲の会員に閲覧を認めるものとする。

2　乙は、甲の要請により、研究所より、甲の主催する研修会等へ講師の派遣を行うものとする。

3　乙は、毎年実施される「化学の週」の行事の一環として、甲の会員に対して、研究所の見学会を開催するものとする。

（細目）

第14条　本協定の実施にあたって必要な細目を、別に定めることができるものとする。

（その他）

第15条　本協定に定める事項に疑義が生じた場合は、甲、乙、誠意をもって協議し、その解決にあたるものとする。

この協定の締結を証するため、本協定書七通を作成し、大木戸台自治会・大木戸町内会・大椎台自治会・越智町内会・千葉東角栄団地自治会、乙及び立会人記名押印のうえ、各自一通を保有するものとする。

平成六年十二月二十七日

甲　五町内自治会各会長の記名押印

乙　昭和電工株式会社総合研究所所長の記名押印

立会人　千葉市環境衛生局局長の記名押印

あとがき

昨秋十一月、秋晴れの澄んだ空を見上げながらこの本を書き始め、いま五月の若葉・青葉に囲まれ爽やかな空気を吸いながらようやく書き終えた。ひと安堵の気分である。テーマが重苦しいものであるからだろう、筆の運びは重かった。そのため、出来上がった文章も大分硬質になってしまった。もっと、柔らかい筆の進め方もあったとは思うが、私の任ではなかった。

まえがきでも述べたことだが、この本を書きながら、私は改めて畏友芝田進午君の先駆的業績の大きさと深さを痛感した。彼は、バイオハザード問題を市民的立場から捉え、理論面でも実践面でも確実な方針を打ち出すことにおいて、文字通りの先覚者であった。私は彼の遺志に導かれてこの本を書き終えることができたと、今つくづく感じている。

ところで、この執筆期間中にも、若齢牛でのBSE発生、ニワトリでの強毒インフルエンザウイルス流行、コイヘルペスウイルスによる養殖コイの大量死、中国でのSARSの再現等々、〝バイオハザード問題〟として括り上げることのできる事件が相次いで発生した。それらをよく観察し考察すると、それぞれに固有の原因・進行形態・結末があるとともに、共通の特性を備えていることも明らかになってくる。このような事件に対して一般市民の方たちが冷静に科学的に正確に対処することは、被害を最小限に止めるうえで是非必要なことである。

バイオハザードは人々にとり脅威であることは、確かである。しかし、大昔にペスト・コレラ・天然痘・スペイン風邪（インフルエンザ）等々が猛威を振るい、何百万人もの生命を奪った頃とは、社会環境も、科学的知識に基づく対策も格段に変わった現代では、相当に適切な対応が可能であることもまた間違いない。それ故、人々に徒らに恐怖心を植え付けるような言説は正しくないと思う。冷静に科学的に対処できるよう、人々が日頃から知識を蓄え、心の準備をし、社会的には公衆衛生的諸方策を迅速に実施できる体制を作っておくならば、被害の拡大は必ず抑えられるはずである。

とはいえ、今日、市民の方々がバイオハザードに巻き込まれる恐れは決して作り話ではない。そのような時の対処を的確なものとするための基礎として、この本が少しでも役立つならば実に幸いである。

また、バイオハザードやバイオテクノロジーに関わる研究者がこの本を読んで、自身の研究活動を顧み、今後の生き方を市民との連帯関係の中で確立して行くことを深く考え、実践されるよう心から願って止まない。

なお、この本に盛られている考えや主張は、バイオハザード予防市民センターの共同代表新井秀雄博士や事務局長川本幸立氏始め幹事や会員の多くの方々との学習・討論・実践活動に多くを負っていることを強調したい。それらの諸氏に心から御礼申し上げる次第である。
最後になってしまったが、私にこの本を書くよう勧めて下さり辛抱強く完成を待って下さった緑風出版の高須次郎社長および社員の皆様に厚く感謝申し上げる次第である。

（二〇〇四年五月八日）

[著者略歴]

本庄重男（ほんじょう　しげお）

1929年東京都生まれ。東京大学農学部卒。農学博士。国立予防衛生研究所・筑波医学実験用霊長類センター所長、愛知大学教授を歴任。国立感染症研究所名誉所員。日本霊長類学会名誉会員。バイオハザード予防市民センター（略称・バイオ市民センター）代表幹事。

［著書］『バイオテクノロジーの危険管理』（編・訳、技術と人間、1998年）、『Q＆A教えて！バイオハザード』（共著、緑風出版、2003年）、『生命のフィロソフィー』（共著、世界思想社、2003年）、その他専門論文・図書多数。

バイオハザード原論

2004年10月10日　初版第1刷発行　　定価1900円＋税

著　者　本庄重男

発行者　高須次郎
発行所　緑風出版
〒113-0033　東京都文京区本郷2-17-5　ツイン壱岐坂
［電話］03-3812-9420　［FAX］03-3812-7262
［E-mail］info@ryokufu.com
［郵便振替］00100-9-30776
［URL］http://www.ryokufu.com/

装　幀　堀内朝彦
制　作　R 企 画　　印　刷　モリモト印刷・巣鴨美術印刷
製　本　トキワ製本所　　用　紙　大宝紙業　　E1500

Printed in Japan　　ISBN4-8461-0416-8　C0036